家庭保健必备手册

肺病
中医食养方

主 编 柴瑞震

江西科学技术出版社

图书在版编目（CIP）数据

肺病中医食养方 / 柴瑞震主编. -- 南昌：江西科学技术出版社，2014.4（2025.10重印）

ISBN 978-7-5390-4993-9

Ⅰ.①肺… Ⅱ.①柴… Ⅲ.①肺疾病—食物疗法 Ⅳ.①R247.1

中国版本图书馆CIP数据核字（2014）第045155号

肺病中医食养方
FEIBING ZHONGYI SHIYANGFANG

柴瑞震　主编

出版 发行	江西科学技术出版社
社址	南昌市蓼洲街2号附1号
	邮编：330009　电话：（0791）86623491　86639342（传真）
印刷	唐山楠萍印务有限公司
经销	各地新华书店
开本	710 mm×1000 mm　1/16
字数	160千字
印张	8
版次	2014年4月第1版
印次	2025年10月第3次印刷
书号	ISBN 978-7-5390-4993-9
定价	49.00元

国际互联网（Internet）地址：http://www.jxkjcbs.com
选题序号：KX2014013　　　　赣版权登字：-03-2014-46
责任编辑：宋　涛　　　　　　装帧设计：春浅浅
版权所有　侵权必究

（赣科版图书凡属印装错误，可向承印厂调换）

目录

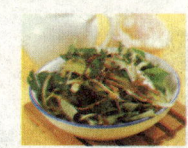 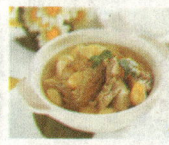 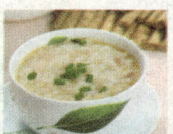 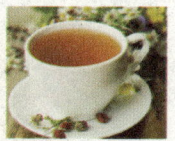

Part 1 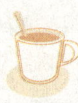 肺炎

肺炎的早期症状 /010
寒颤、高热 /010
呼吸困难 /010
全身酸痛 /010
干咳、咳痰 /010

诱发肺炎的因素 /010
病毒 /010
病菌 /010
吸烟 /010
化学物质 /010

易发肺炎的人群 /011

肺炎的危害 /011
诱发感染性休克 /011
诱发心肌炎 /011
诱发胸膜炎和脓胸 /011

肺炎的类型 /011
细菌性肺炎 /011

非典型病原体所致的肺炎 /011
病毒性肺炎 /011
真菌性肺炎 /011

肺炎调理食谱 /012
白果扒草菇 /012
西红柿炒冬瓜 /012
雪梨拌莲藕 /013
白果炒苦瓜 /013
猕猴桃雪梨西米露 /014
百合枇杷炖银耳 /014
马蹄炖雪梨 /015
银耳雪梨白萝卜汤 /015
莴笋莲藕排骨汤 /016
川贝鲫鱼汤 /016
杏仁百合白萝卜汤 /017
罗汉果瘦肉汤 /017

黄芪粥 /018
罗汉果菊花糙米粥 /018
枸杞川贝花生粥 /019
荠菜黄豆粥 /019

调养肺炎的药茶 /020
枣仁当归玉竹茶 /020
桂花川贝茶 /020
罗汉果桂圆茶 /021
菊花普洱山楂饮 /021
鱼腥草山楂饮 /022
桑叶菊花饮 /022

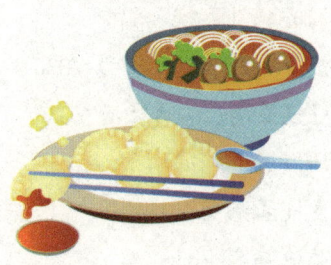

Part 2 肺气肿

肺气肿的早期症状 /024
咳嗽、咳痰 /024
呼吸困难 /024

诱发肺气肿的因素 /024

肺泡弹性减低 /024
弹性酶及其抑制因子失衡 /024
吸烟、大气污染、职业性粉尘和有害气体 /024

易发肺气肿的人群 /024
肺气肿的危害 /025
引起呼吸衰竭 /025
引起自发性气胸 /025

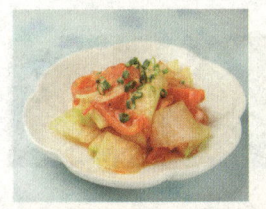
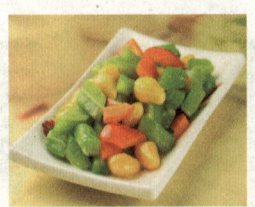
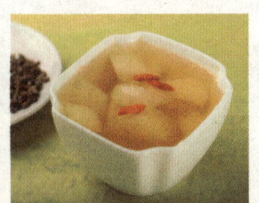
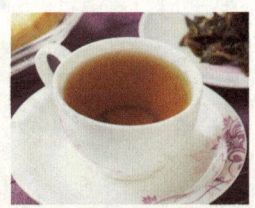

目录 contents

严重影响睡眠 /025
引起肺心病 /025
肺气肿的分期 /025
肺气肿调理食谱 /026
枸杞大白菜 /026
花生拌菠菜 /026
柠檬藕片 /027
虾米白萝卜丝 /027

清炒丝瓜 /028
陈皮暖胃肉骨汤 /028
南瓜绿豆汤 /029
杏仁无花果瘦肉汤 /029
淮山虫草老鸭汤 /030
莲子核桃桂圆粥 /030
猪肺毛豆粥 /031
竹叶甘草麦冬粥 /031

调养肺气肿的药茶 /032
黄芪党参枸杞茶 /032
党参白术茶 /032
黄芩瓜蒌饮 /033
沙参麦冬饮 /033
陈皮半夏茶 /034
党参杏仁荷叶饮 /034

Part 3 肺心病

肺心病的症状 /036
痰多、呼吸困难、乏力 /036
呼吸衰竭、心力衰竭 /036
诱发肺心病的因素 /036
支气管病变 /036
肺泡病变 /036
胸廓运动障碍 /036
肺血管病变 /036
易发肺心病的人群 /037
肺心病并发症 /037
肺心病的类型 /037
失代偿型肺心病 /037
代偿型肺心病 /037

肺心病调理食谱 /038
茯苓炒三丝 /038
鸡汁白萝卜片 /038
茄汁烧花菜 /039
彩椒西蓝花炒鸡片 /039
海底椰川贝瘦肉汤 /040
西红柿豆腐汤 /040
百合绿豆凉薯汤 /041
桂花核桃糊 /041
百合山药粥 /042
陈皮黄芪粥 /042
枣参茯苓粥 /043
天花粉银耳百合粥 /043

调养肺心病的药茶 /044
半夏陈皮茯苓饮 /044
党参茯苓枸杞茶 /044
款冬花冰糖饮 /045
马蹄茅根茶 /045
黄芪红茶 /046
麦冬竹叶茶 /046

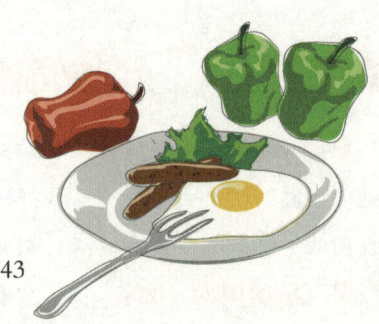

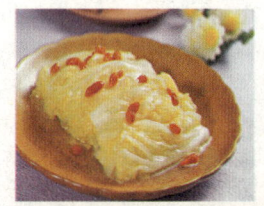
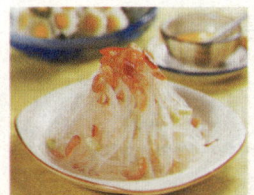
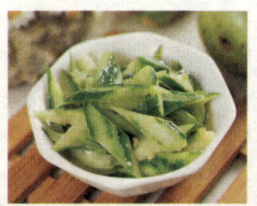
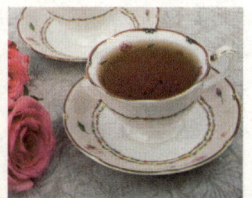

目录 contents

Part 4 肺脓肿

肺脓肿的主要症状 /048
肺脓肿的类型 /048
吸入性肺脓肿 /048
继发性肺脓肿 /048
血源性肺脓肿 /048
易发肺脓肿的人群 /048
诱发肺脓肿的因素 /049
血源感染 /049
气道感染 /049
肺脓肿的护理 /049
一般护理 /049

饮食护理 /049
口腔护理 /049
肺脓肿调理食谱 /050
菠菜拌粉丝 /050
豆腐皮炒油菜 /050
莴笋炒百合 /051
小白菜炒黄豆芽 /051
冬瓜鱼片汤 /052
党参生鱼汤 /052
莲藕菱角排骨汤 /053
当归牛尾虫草汤 /053

杏仁猪肺粥 /054
薏米杏仁粥 /054
党参百合冰糖粥 /055
红豆枇杷粥 /055
调养肺脓肿的药茶 /056
薏米芦根饮 /056
罗汉果胖大海茶 /056
北沙参保健茶 /057
罗汉三宝茶 /057
金银花甘草茶 /058
川贝茅根茶 /058

Part 5 肺结核

肺结核的早期症状 /060
全身症状 /060
呼吸系统症状 /060
肺结核的危害 /060
诱发自发性气胸或脓气胸 /060
诱发结核性支气管扩张
和咯血 /060
诱发肺心病和心肺功能

衰竭 /060
并发肺外结核 /060
诱发肺结核的因素 /061
易发肺结核的人群 /061
肺结核的类型 /061
原发型肺结核（Ⅰ型） /061
血行播散型
肺结核（Ⅱ型） /061

浸润型肺结核（Ⅲ型） /061
慢性纤维空洞型
肺结核（Ⅳ型） /061
结核性胸膜炎（Ⅴ型） /061
肺结核调理食谱 /062
茯苓山楂炒肉丁 /062
奶白菜炒山木耳 /062
鸡蛋银耳浆 /063

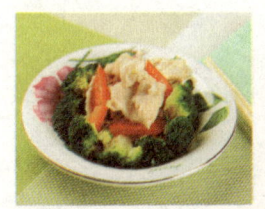
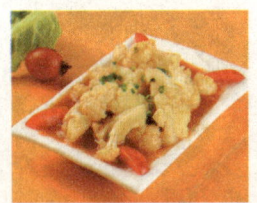
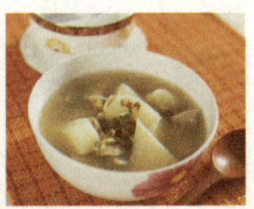
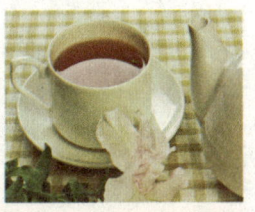

目录 contents

百部杏仁炖木瓜 /063
茯苓雪梨 /064
甲鱼百部汤 /064
茅根猪肺汤 /065
茯苓胡萝卜鸡汤 /065
冬瓜银耳莲子汤 /066

桂圆阿胶红枣粥 /066
糯米桂圆红糖粥 /067
人参鸡腿糯米粥 /067
调养肺结核的药茶 /068
夏枯草菊花茶 /068
党参北芪茯苓茶 /068

人参茶 /069
养阴润肺茶 /069
百部茶 /070
山药茶 /070

Part 6 肺间质纤维化

**肺间质纤维化的
症状 /072**
全身症状 /072
干咳、咯血 /072
发病隐匿 /072
**诱发肺间质纤维化的
因素 /072**
环境因素 /072
病毒细菌引起的感染 /072
药物损伤 /072
放射线损伤 /072
**易发肺间质纤维化的
人群 /073**
肺间质纤维化的危害 /073
**患上肺间质纤维化的注意
事项 /073**
注意休息 /073

饮食清淡易消化 /073
保持精神愉悦 /073
远离外源性过敏原 /073
**肺间质纤维化调理
食谱 /074**
笋丝鱼腥草 /074
银鱼上汤马齿苋 /074
芥菜叶拌豆皮 /075
知母金枪鱼汤 /075
银杏炖鹧鸪 /076
白果糯米乌鸡汤 /076
金银花白菊萝卜汤 /077
玉竹麦门冬炖雪梨 /077
灯心草雪梨汤 /078
知母贝母甘蔗汤 /078
山药天花粉枸杞粥 /079

阿胶糯米补血粥 /079
**调养肺间质纤维化的
药茶 /080**
当归党参枸杞茶 /080
银花丹参饮 /080
荷叶丹参山楂茶 /081
郁金旋复花茶 /081
党参黄芪蜂蜜茶 /082
黄芪银花饮 /082

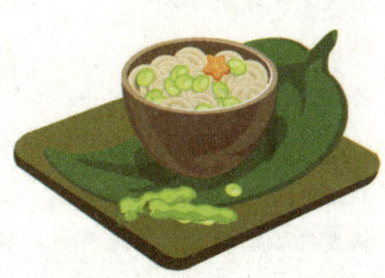

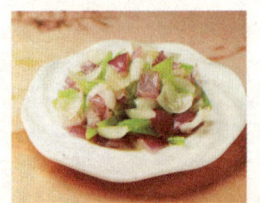
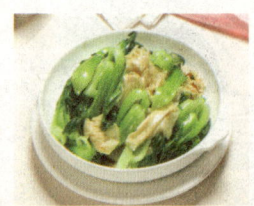
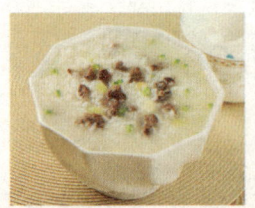
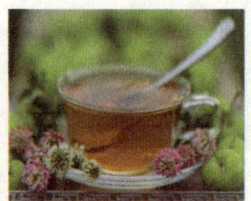

目录 contents

Part 7 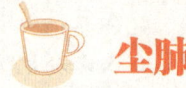 尘肺

尘肺的症状 /084
咳痰 /084
呼吸困难 /084
咳嗽 /084
胸痛 /084
诱发尘肺的因素及高发人群 /084
尘肺的危害 /085
尘肺的类型 /085
矽肺 /085
石墨尘肺 /085
炭黑尘肺 /085
煤工尘肺 /085
石棉肺 /085
水泥尘肺 /085

云母尘肺 /085
陶工尘肺 /085
滑石尘肺 /085
电焊工尘肺 /085
铝尘肺 /085
铸工尘肺 /085
尘肺调理食谱 /086
素炒三丁 /086
马蹄炒香菇 /086
红枣核桃仁枸杞汤 /087
南杏萝卜炖猪肺 /087
味噌海带汤 /088
半夏薏仁汤 /088
麦枣甘草白萝卜汤 /089
霸王花猪肺汤 /089

虫草鸭汤 /090
杜仲核桃兔肉汤 /090
核桃冰糖炖梨 /091
白萝卜海带汤 /091
猪血腐竹粥 /092
山药茅根粥 /092
当归薏米补血粥 /093
鸡蛋罗汉果粥 /093
调养尘肺的药茶 /094
薄荷甘草太子参茶 /094
淡竹叶茅根茶 /094
罗汉果川贝茶 /095
双百饮 /095
陈皮桑葚枸杞茶 /096
丹参黄芪枸杞茶 /096

Part 8 肺癌

肺癌的症状 /098
咳嗽 /098
痰血 /098
发热、胸部胀痛 /098
胸闷、气促 /098

体重下降 /098
诱发肺癌的因素 /098
吸烟 /098
空气污染 /098
特定职业 /098

其他 /098
易发肺癌的人群 /099
肺癌的危害 /099
咳嗽不止 /099
影响呼吸功能 /099

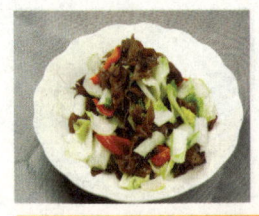 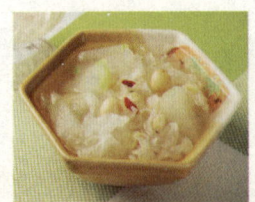 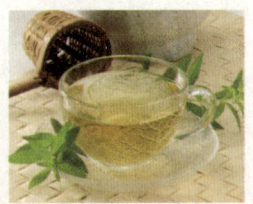 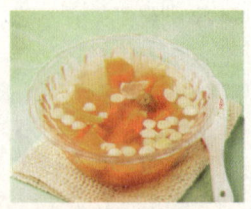

目录 contents

诱发肺炎 /099
危及生命 /099
肺癌的类型 /099
中心型 /099
中间型 /099
周围型 /099
肺癌调理食谱 /100
西芹黄花菜炒肉丝 /100
什锦芦笋 /100
素拌西蓝花 /101

牛奶煲木瓜 /101
菠萝甜汤 /102
灵芝养心汤 /102
鹿茸煲鸡汤 /103
莲子百合汤 /103
草菇竹荪汤 /104
洋葱排骨汤 /104
花生银耳粥 /105
桂圆参须粥 /105
鹿茸粥 /106

灵芝糯米粥 /106
人参枸杞保健粥 /107
银耳玉米沙参粥 /107
调养肺癌的药茶 /108
绞股蓝枸杞茶 /108
玉竹西洋参茶 /108
姜丝绿茶 /109
菊花山楂绿茶 / /109
夏枯草杜仲茶 /110
桑白皮茶 /110

Part 9 常见养肺中医药膳方

川贝母 /112
天冬川贝猪肺汤 /112
玉竹 /113
人参玉竹莲子鸡汤 /113
人参 /114
枸杞人参茶 /114
西洋参 /115
西洋参瘦肉汤 /115
南沙参 /116
沙参薏米粥 /116
陈皮 /117
青萝卜陈皮鸭汤 /117

黄芪 /118
黄芪飘香猪骨汤 /118
阿胶 /119
阿胶牛肉汤 /119
甘草 /120
白芍甘草瘦肉汤 /120
罗汉果 /121
罗汉果杏仁猪肺汤 /121
薄荷 /122
薄荷柠檬茶 /122
枇杷叶 /123
枇杷叶茶 /123

桔梗 /124
桔梗甘草茶 /124
百部 /125
百部白果炖水鸭 /125
天冬 /126
天冬益母草老鸭汤 /126
麦冬 /127
麦冬冬瓜排骨汤 /127
黄精 /128
黄精首乌桑寄生茶 /128

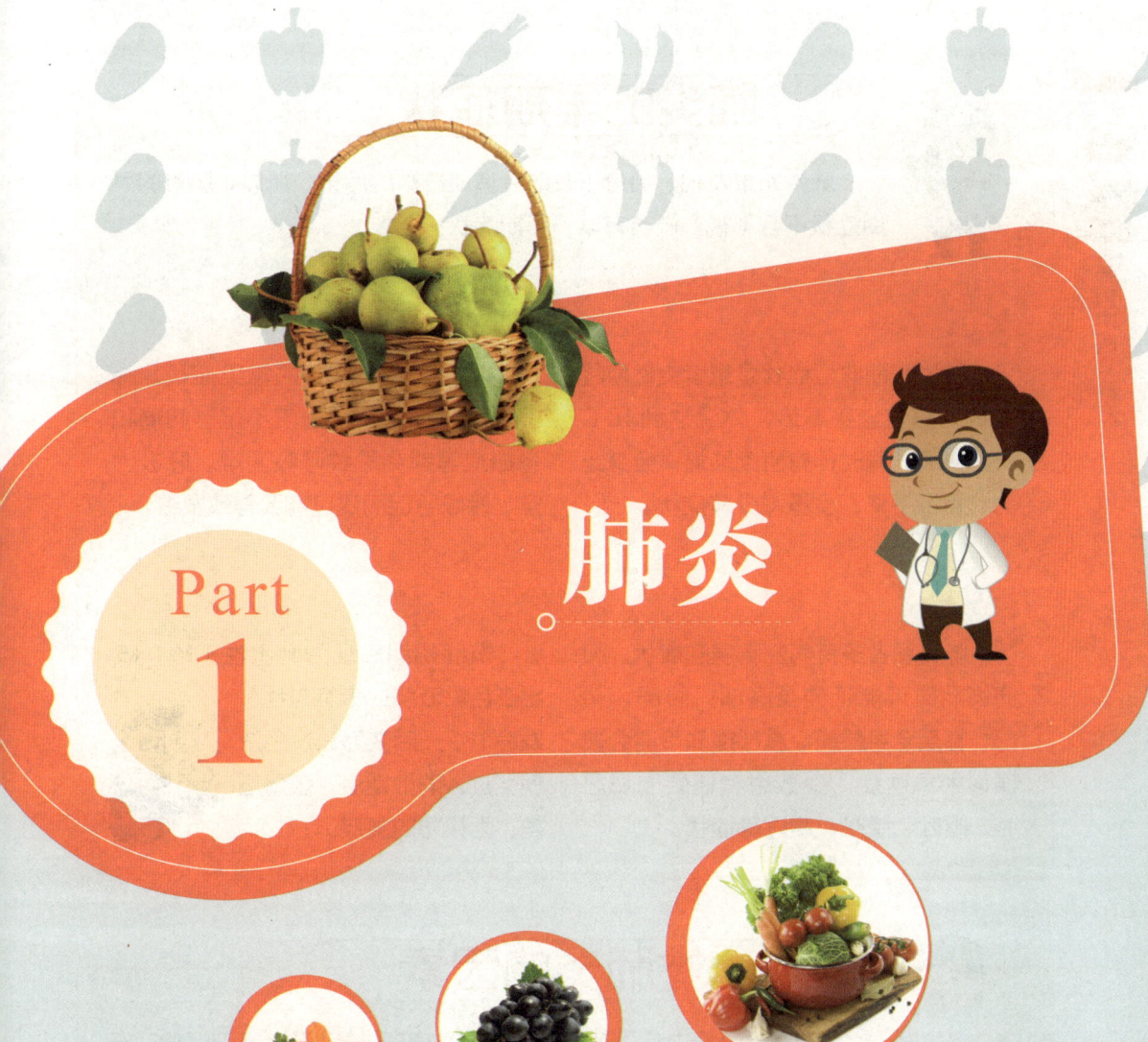

Part 1 肺炎

　　肺炎是肺部的常见疾病。我国每年约有12万人因肺炎死亡。肺炎在各种死亡原因中居第五位，是一种危害性非常大的疾病。

　　本章为您详细介绍了肺炎，包括其病因、症状、易感人群、危害等；列举了针对肺炎患者的调理食谱和调理药茶，使肺炎患者能够在饮食上有所借鉴。希望这些内容能够对肺炎患者的康复起到一定作用。

肺病中医食养方

肺炎的早期症状

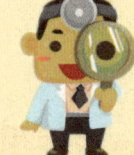

肺炎如果发现、治疗不及时会造成严重的后果，所以，肺炎的早期症状不容忽视。肺炎有以下早期症状：

寒颤、高热

肺炎初期典型症状是患者突然寒战发病，随之全身高热，体温达到40℃甚至更高，同时伴有肌肉酸痛、全身乏力、食欲下降、食量减少等症状。

呼吸困难

呼吸困难是肺炎的常见症状。肺部由于发炎而引起通气不足、胸痛和毒血症等都会导致呼吸困难。呼吸困难、呼吸急促而浅可能会导致发绀。

全身酸痛

肺炎患者多有病侧胸痛的症状。胸痛剧烈时可能延伸至肩部、腹部、头部，甚至全身酸痛。腹部疼痛可能会被误诊为急腹症。少数患者还会出现恶心、呕吐、腹胀、腹泻等症状。

干咳、咳痰

发病初期表现为刺激性干咳，咳出白色黏液痰或带有血丝；发病1~2天后变为铁锈色浓痰；进入消散期后，痰量增多，为稀薄的黄痰。

诱发肺炎的因素

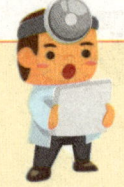

在人体免疫力低下或者致病菌能力较强时，都易感染疾病。在日常生活中，诱发肺炎的因素主要有以下几种。

病毒

如流行性感冒病毒、副流感病毒、巨细胞病毒、冠状病毒等都有可能在人体抵抗力低下时侵入并引发肺炎。

病菌

常见的病菌有肺炎链球菌、金黄色葡萄球菌、流感嗜血杆菌、肺炎克雷白杆菌、绿脓杆菌、棒状杆菌等。

吸烟

长期吸烟会减弱呼吸道自身的清洁作用，破坏呼吸道的防御机能，使肺泡中吞噬细胞的功能减弱。

化学物质

化学物质主要包括汽车尾气、工厂废气所含的对肺有害的物质，如二氧化硫、氯气、粉尘等。

易发肺炎的人群

有研究表明，下面的人群是肺炎易感人群：①发育不良或营养不良的儿童。②60岁以上的老年人。③免疫功能低下的人。④患有某些慢性疾病（如慢性心血管疾病、慢性呼吸道疾病、糖尿病）的人。⑤有肝病和脾功能障碍的人。⑥上呼吸道感染反复发作的人。⑦中耳炎、鼻窦炎患者。

肺炎的危害

肺炎如果不及时发现并治疗或治疗不当，会加重病情，引发感染性休克、胸膜炎、脓胸、心肌炎等，对患者造成很大的危害。

诱发感染性休克

肺炎会导致毒血症、细胞代谢障碍。患者会出现嗜睡、昏迷、惊厥，抵抗力低的老年人甚至会出现感染性休克。

诱发心肌炎

严重的肺炎患者可能出现心肌炎。表现为疲惫无力、头晕发热、胸闷气短、心率增快、心律失常等。

诱发胸膜炎和脓胸

肺炎感染如果蔓延到胸腔，就会诱发胸膜炎和脓胸。如果肺炎患者高热持续不退，或者退热后又上升，白细胞持续升高，有明显的胸腔积液，则可能是脓胸。

肺炎的类型

肺炎是指在肺部发生的炎症，肺炎的病程通常在两周左右。根据发病的因素，大致可将肺炎分为以下几个类型：

细菌性肺炎

致病细菌主要有肺炎链球菌、金黄色葡萄球菌、流感嗜血杆菌等。

非典型病原体所致的肺炎

肺炎支原体、肺炎衣原体和军团菌是最具代表性的致病微生物。

病毒性肺炎

病毒性肺炎是由流感病毒、冠状病毒、腺病毒等上呼吸道病毒感染并向下蔓延所导致的，多发生在冬季和春季。

真菌性肺炎

真菌性肺炎是由粗球孢子菌、白色念珠菌、皮炎芽生菌和荚膜组织胞浆菌等真菌所导致的。

肺炎调理食谱

白果扒草菇

- **原料**：白果15克，草菇450克，陈皮6克，姜丝10克，葱花5克
- **调料**：花生油适量，盐3克，味精2克，香油少许
- **做法**：
  ① 将草菇洗净，切片；白果去皮发好；陈皮泡后切成丝。
  ② 锅内加少许底油，放入葱花、姜丝，大火爆香后，放入切好的陈皮和草菇同炒。
  ③ 加入白果和盐、味精、香油，翻炒均匀即可。
- **用法**：佐餐食用。

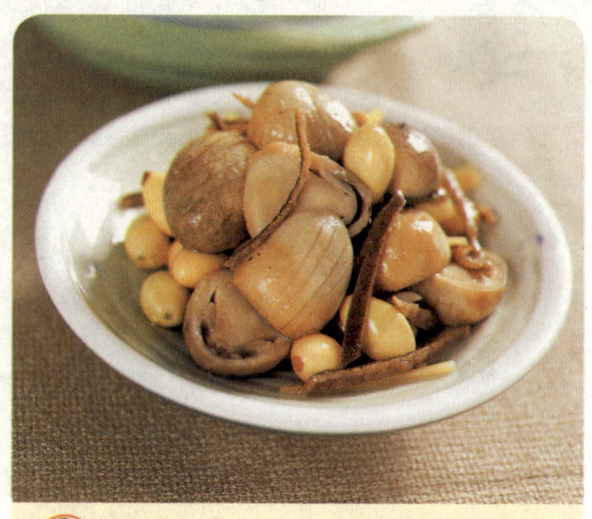

功效：本品止咳化痰，适合咳吐白痰、口干、咳嗽痰少的肺炎患者食用。

西红柿炒冬瓜

- **原料**：西红柿100克，冬瓜260克，蒜末、葱花各少许
- **调料**：盐2克，鸡粉2克，食用油和水淀粉适量
- **做法**：
  ① 冬瓜切片，西红柿切小块。
  ② 锅中注入清水烧开，倒入冬瓜，煮至其断生，捞出，沥干备用。
  ③ 用油起锅，放入蒜末，炒香；倒入西红柿，快速翻炒均匀；放入冬瓜，炒匀；加入盐、鸡粉、水淀粉，快速翻炒均匀，撒上葱花即可。
- **用法**：佐餐食用。

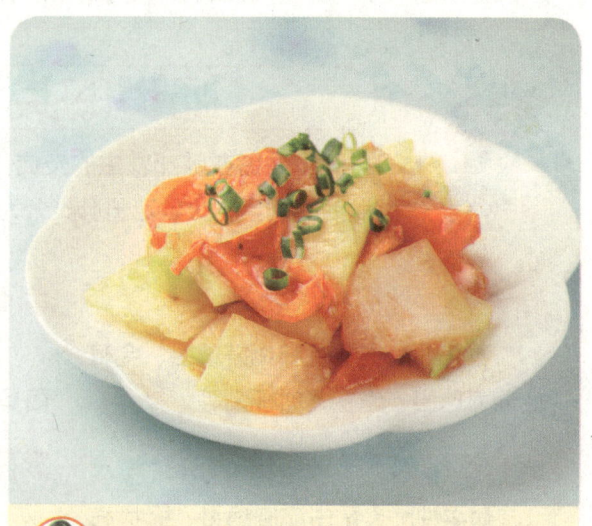

功效：本品生津止渴、清热解毒，适用于肝硬化腹水、高血压、肺炎等症。

雪梨拌莲藕

● 原料：莲藕200克，雪梨180克，枸杞、葱花各少许

● 调料：白糖7克，白醋11毫升，盐3克

● 做法：
① 洗净去皮的莲藕、雪梨切成片，备用。
② 锅中注入适量清水烧开，加入少许白醋、盐，再倒入藕片，煮1分钟；放入雪梨，再焯煮一会儿，捞出食材，沥干备用。
③ 将藕片和雪梨片放入碗中，放入葱花、枸杞，加入适量白糖、盐、白醋，搅拌至食材入味即可。

● 用法：佐餐食用或直接食用。

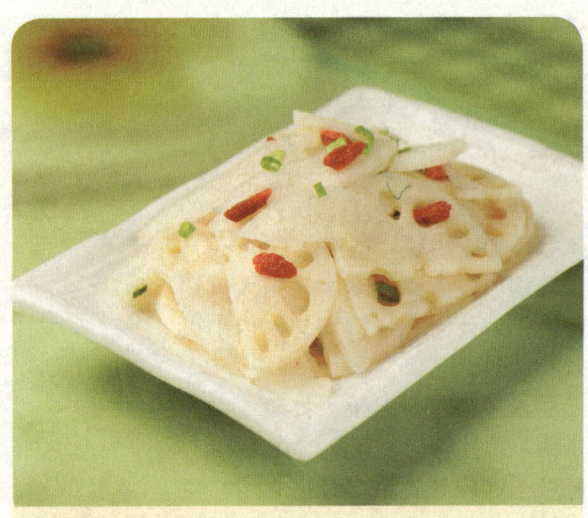

功效 本品润肺清燥、止咳化痰，有养血生肌之效，特别适合秋天食用。

白果炒苦瓜

● 原料：苦瓜130克，白果50克，彩椒40克，蒜末、葱段各少许

● 调料：盐3克，水淀粉、食用油各适量

● 做法：
① 彩椒、苦瓜切成小块。
② 锅中注入清水烧开，倒入苦瓜，煮约1分钟，再放入白果，续煮至全部食材断生后捞出，沥干备用。
③ 用油起锅，放入蒜、葱，爆香；倒入彩椒，翻炒均匀，再放入焯过水的食材，快速翻炒片刻；加入盐、水淀粉，翻炒至食材熟透即成。

● 用法：佐餐食用。

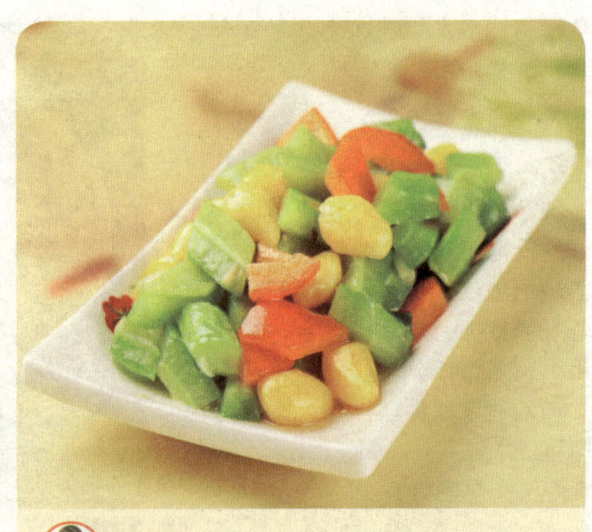

功效 本品敛肺气、清肺热，对于肺燥咳嗽、哮喘痰多者，均有食疗作用。

肺病中医食养方

猕猴桃雪梨西米露

- 原料：猕猴桃70克，雪梨100克，西米65克
- 调料：冰糖30克
- 做法：

①洗净的雪梨切成丁，洗好去皮的猕猴桃切成小块，备用。
②砂锅中注入适量清水，用大火烧开，倒入西米，搅拌均匀，用小火煮20分钟。
③放入雪梨、猕猴桃，拌匀；倒入冰糖，搅拌均匀，煮至溶化即可。

- 用法：佐餐食用或直接食用，每日1次。

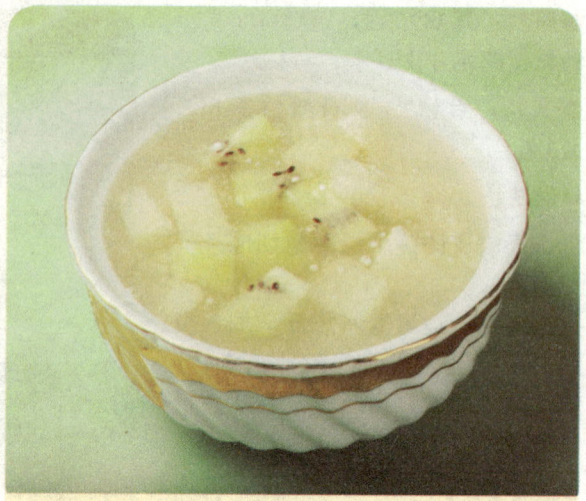

功效 本品清热化痰，对急性气管炎和上呼吸道感染的患者均有良效。

百合枇杷炖银耳

- 原料：水发银耳70克，鲜百合35克，枇杷30克
- 调料：冰糖10克
- 做法：

①洗净的银耳去蒂，切成小块；洗好的枇杷切成小块，备用。
②砂锅中注入适量清水烧开，倒入备好的枇杷、银耳、百合，烧开后用小火煮约15分钟。
③加入适量冰糖，拌匀，煮至溶化即可。

- 用法：早晚分食。

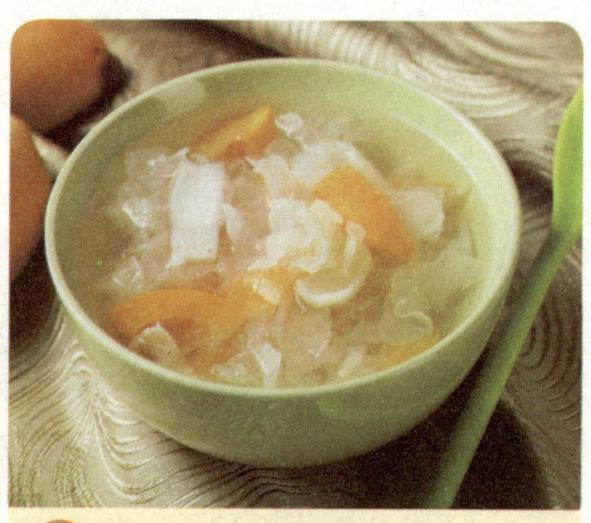

功效 本品清肺胃热、降气化痰，长期服用还有可润肤、美容的功效。

马蹄炖雪梨

- **原料**：马蹄100克，雪梨100克，决明子5克，枸杞8克
- **调料**：冰糖30克
- **做法**：

① 洗净去皮的马蹄切成片，洗好的雪梨切成小块，备用。
② 砂锅中注入适量清水烧开，放入洗净的决明子，用小火煮15分钟，捞出。
③ 放入马蹄、雪梨，加入冰糖，放入洗净的枸杞，用小火续煮2分钟，至冰糖溶化即可。

- **用法**：佐餐食用或直接食用，每日1次。

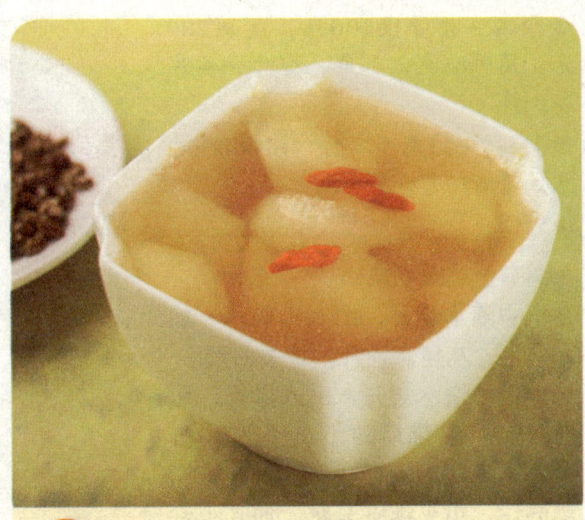

功效 本品清热泻火、凉血解毒、润肺清燥，适宜肺炎患者食用。

银耳雪梨白萝卜汤

- **原料**：银耳50克，白萝卜100克，雪梨1个
- **调料**：冰糖适量
- **做法**：

① 银耳用温水泡开洗净撕成小朵，白萝卜、雪梨切适当大小的滚刀块。
② 砂锅内加入适量水，将白萝卜块和雪梨块同时放入锅内煮。
③ 大火烧开后转小火煮至银耳、白萝卜熟软，加冰糖继续煮10分钟关火即可。

- **用法**：佐餐食用。

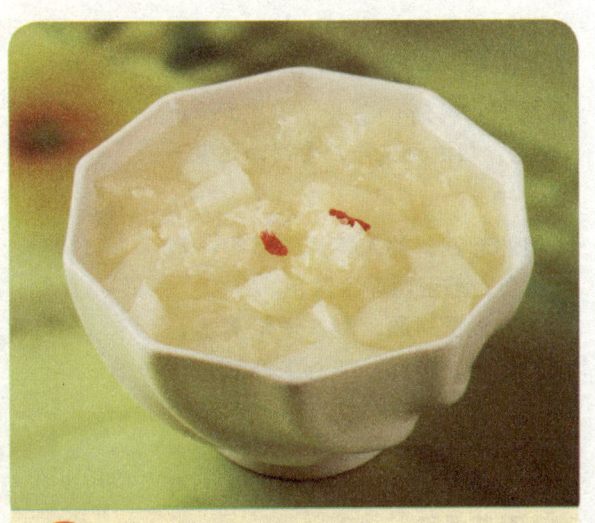

功效 本品滋阴润肺、清热止咳，适用于因肺炎引起的咳嗽、多痰等症状。

肺病中医食养方

莴笋莲藕排骨汤

- **原料**：排骨段300克，莲藕200克，莴笋85克，八角、香叶、姜片各少许
- **调料**：盐3克，鸡粉、胡椒粉各2克，料酒10毫升
- **做法**：
  ① 莴笋、莲藕切成小块。
  ② 锅中清水烧开，倒入排骨段，加入料酒、八角、香叶，焯去血渍。
  ③ 砂锅中清水烧开，倒入排骨，撒上姜片，煮沸后转小火煮约30分钟，至香料散发香味；倒入莲藕、莴笋块，小火续煮至熟；加入少许盐、鸡粉、胡椒粉，搅匀调味，续煮至汤汁入味即成。
- **用法**：佐餐食用。

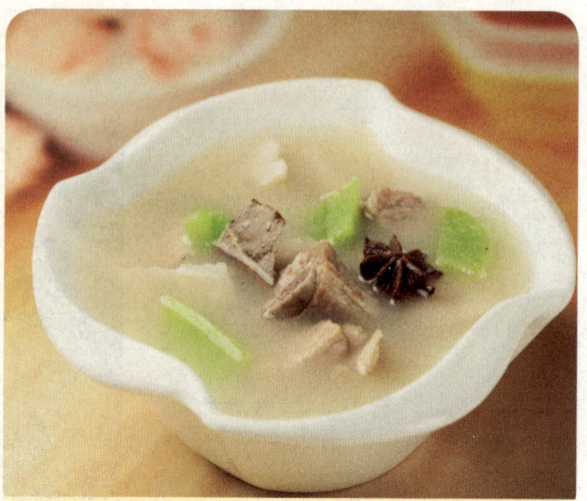

功效 本品清热生津、强身健体，适用于因肺病导致免疫力低下的人群。

川贝鲫鱼汤

- **原料**：鲫鱼400克，川贝15克，陈皮10克，姜片、葱花各少许
- **调料**：料酒10毫升，盐2克，鸡粉3克，胡椒粉少许，食用油适量
- **做法**：
  ① 用油起锅，放入姜片，爆香；放入鲫鱼，煎至两面金黄色。
  ② 淋入适量料酒，倒入适量清水，放入川贝、陈皮，加入少许盐、鸡粉，拌匀调味，烧开后用小火煮15分钟，至食材熟透。
  ③ 放入少许胡椒粉，拌匀调味，再撒上葱花即可。
- **用法**：佐餐食用。

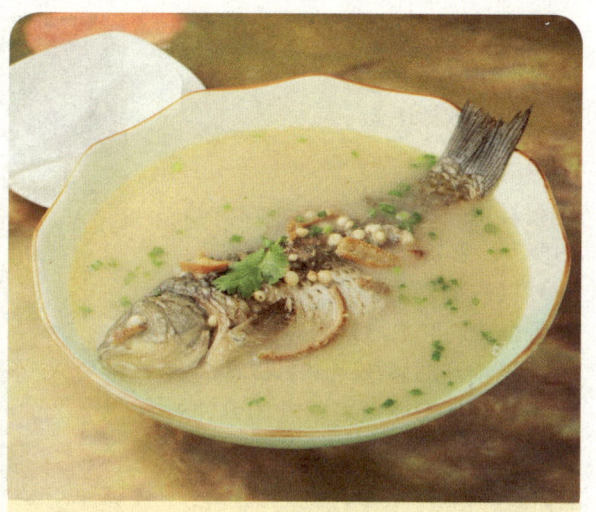

功效 本品有润肺散结、止嗽化痰等功效，常用于肺燥引起的咳喘等症状。

杏仁百合白萝卜汤

- **原料**：杏仁15克，干百合20克，白萝卜200克，枸杞适量
- **调料**：盐3克，鸡粉2克
- **做法**：

①洗净去皮的白萝卜切成片，再切成丁，备用。
②砂锅中注入适量清水，用大火烧开，放入洗好的百合、杏仁，再加入白萝卜丁，用小火煮20分钟至其熟软。
③放入少许盐、鸡粉，拌匀调味，放上枸杞点缀即可。

- **用法**：佐餐食用。

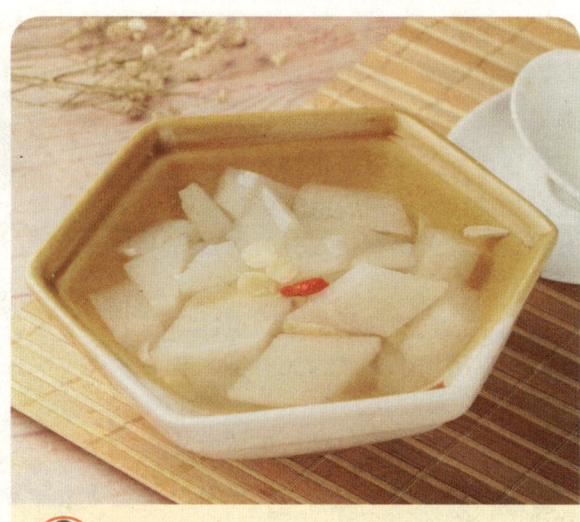

功效 本品含丰富的营养成分，有润肺止咳、宁心安神、美容养颜等功效。

罗汉果瘦肉汤

- **原料**：罗汉果1只，枇杷叶15克，猪瘦肉500克
- **调料**：盐5克
- **做法**：

①罗汉果洗净，打成碎块。
②枇杷叶洗净，浸泡30分钟；猪瘦肉洗净，切块。
③砂锅中注入2000毫升水，煮沸后加入罗汉果、枇杷叶、猪瘦肉，大火煮开后，改用小火煲煮3小时，加盐调味即可。

- **用法**：佐餐食用。

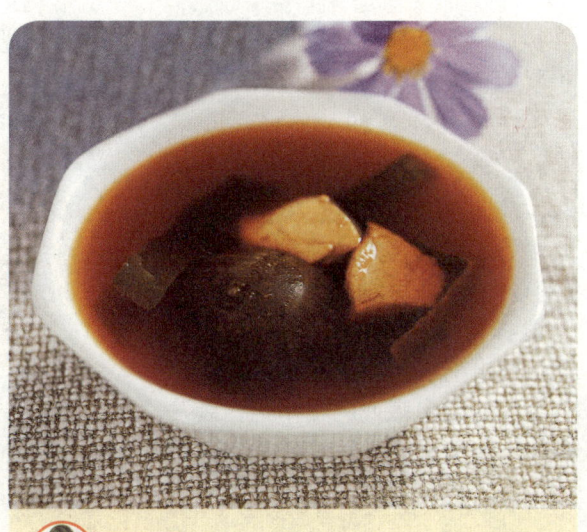

功效 本品清肺润肠，可辅助治疗肺炎、急性扁桃体炎等病症。

肺病中医食养方

黄芪粥

● 原料：水发大米170克，黄芪15克，枸杞适量

● 做法：

① 砂锅中注入适量清水烧开，放入洗净的黄芪，煮沸后用小火煮约15分钟，至其析出有效成分，取出黄芪，备用。

② 砂锅中放入洗净的大米，搅拌均匀，煮沸后用小火煮约30分钟，至大米熟透。

③ 盛出煮好的米粥，装入汤碗中，放上煮好的黄芪，再加入枸杞点缀即成。

● 用法：早晚分食。

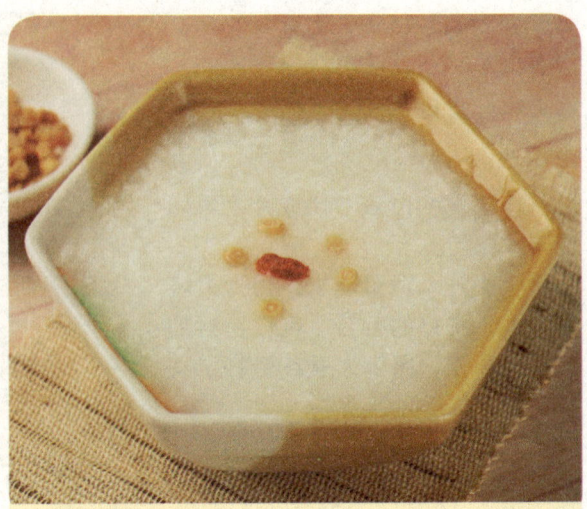

功效 本品具有补中益气的功效，对于肺炎久病气虚者尤为适用。

罗汉果菊花糙米粥

● 原料：水发糙米180克，罗汉果40克，菊花8克

● 做法：

① 砂锅中注入适量清水，用大火烧开，放入洗净的菊花、罗汉果，放入洗好的糙米，煮沸后用小火煮约40分钟，至食材熟透。

② 搅拌均匀，再用中火略煮一会儿，至米粥浓稠。

③ 关火后盛出煮好的糙米粥，装入碗中，待稍微放凉后即可食用。

● 用法：早晚分食。

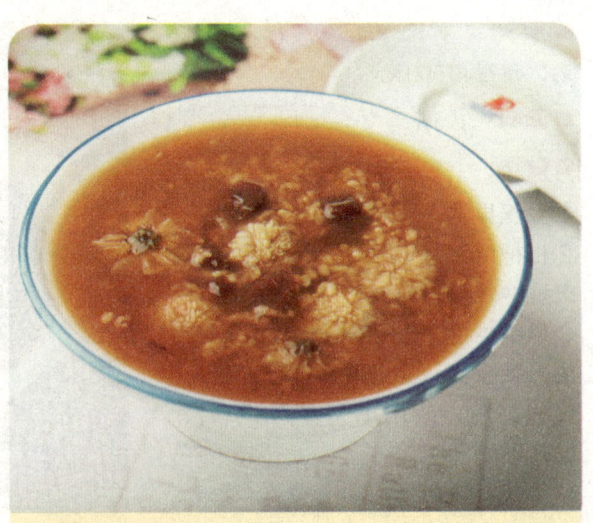

功效 本品具有清热解毒、润肺化痰的功效，适宜肺炎患者食用。

枸杞川贝花生粥

- 原料：枸杞10克，川贝母10克，水发花生70克，水发大米150克，葱花适量
- 调料：盐适量
- 做法：

① 砂锅注入适量清水烧开，放入大米，搅散开。
② 放入花生，加入川贝和枸杞，拌匀，烧开后小火炖30分钟至熟，加适量盐调味。
③ 把煮好的粥盛出，装入汤碗中，撒上葱花即可。

- 用法：可当主食。

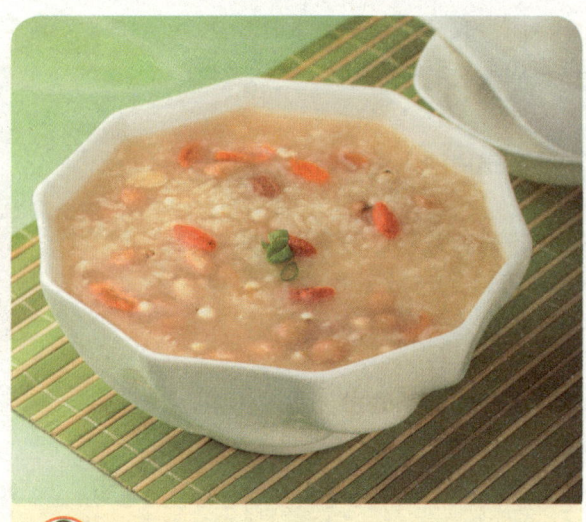

功效 川贝可提高机体免疫球蛋白功能，同时还可预防呼吸系统疾病。

荠菜黄豆粥

- 原料：荠菜50克，水发黄豆80克，水发大米适量，葱花少许
- 调料：盐2克
- 做法：

① 荠菜洗净，切碎；砂锅中注入适量清水，烧开，倒入洗净的黄豆。
② 加入泡发好的大米，将锅中食材搅拌均匀，大火烧开，转小火煮30分钟至米熟。
③ 放入荠菜，搅拌至荠菜熟软，加入适量盐，快速拌匀至入味，再放上适量葱花即可。

- 用法：早晚分食。

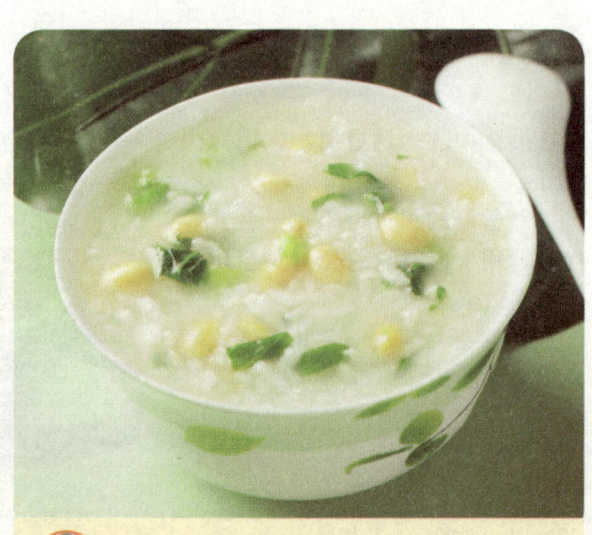

功效 本品健脾宽中，润燥消水，清热解毒，适宜肺炎患者食用。

调养肺炎的药茶

枣仁当归玉竹茶

●原料：酸枣仁10克，玉竹10克，当归10克，干山楂20克，昆布8克

●做法：
① 往砂锅中注入适量清水，用大火烧开。
② 将备好的酸枣仁、玉竹、当归、干山楂、昆布放入锅中，搅拌片刻，用小火煮20分钟，至药材完全析出有效成分。
③ 将煮好的药茶盛出，滤入杯中，待稍微放凉即可饮用。

●用法：代茶饮用，每日1次。

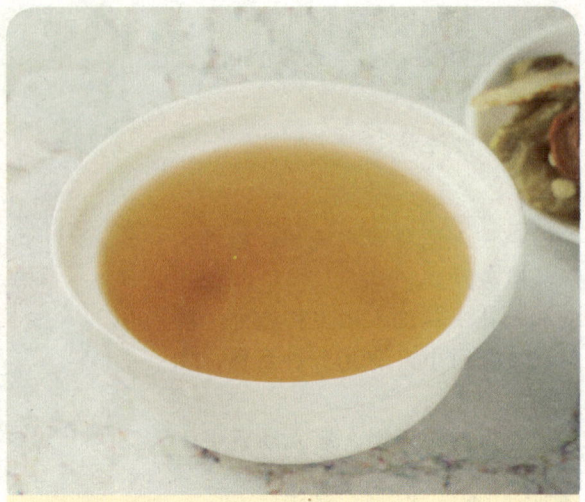

功效 本品活血补血，养心安神，滋阴润肺，常喝可养肺护肺。

桂花川贝茶

●原料：桂花15克，川贝20克

●做法：
① 往砂锅中注入适量清水，用大火烧开。
② 放入备好的川贝，略煮一会儿，拌匀，用小火煲煮约15分钟至川贝析出有效成分。
③ 加入桂花，续煮一会儿，关火后盛出煮好的汤汁即可。

●用法：代茶饮用，每日1次。

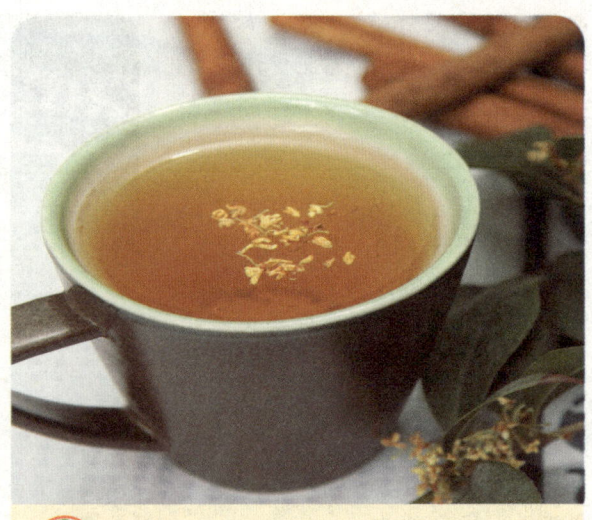

功效 本品具有止咳化痰、润肺养肺的功效，适用于肺炎患者。

罗汉果桂圆茶

● **原料**：罗汉果半个，桂圆7颗

● **做法**：

① 取罗汉果，轻轻清洗一下，将壳捏碎，连壳带果肉一起放在干净的壶里。

② 桂圆简单冲一下，放入壶里。

③ 往壶中注入适量开水，泡几分钟，待汤色变红，倒入茶杯中，稍晾凉即可饮用。

● **用法**：代茶饮用，可重复冲泡4~5回。

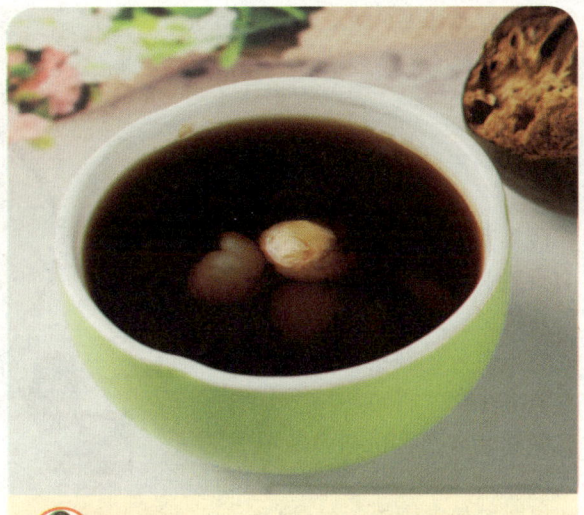

功效 本品润燥化痰，适用于肺燥咳嗽、百日咳及暑热伤津口渴等症。

菊花普洱山楂饮

● **原料**：山楂20克，普洱茶叶8克，菊花6克

● **做法**：

① 将洗净的山楂去除头尾，对半切开，去除果核，再把果肉切小块，备用。

② 砂锅中注入适量清水烧开，放入山楂，放入洗净的普洱茶叶、菊花，搅拌均匀，煮沸后用小火煮约5分钟，至茶水散出香味。

③ 关火后盛出煮好的茶水，装入杯中，趁热饮用即可。

● **用法**：代茶饮用，可重复冲泡。

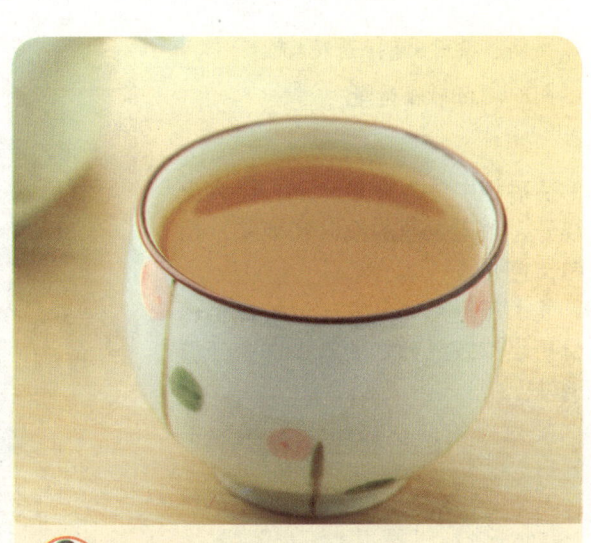

功效 本品具有活血化瘀、清热解毒的功效，适宜肺炎患者饮用。

肺病中医食养方

鱼腥草山楂饮

- 原料：鱼腥草50克，干山楂20克
- 调料：蜂蜜10克
- 做法：

①往砂锅中注入适量清水，用大火烧开。

②放入洗净的鱼腥草、干山楂，用小火炖20分钟，至其析出有效成分，关火。

③盛出煮好的药茶，装入碗中，加入适量蜂蜜，调匀。

④静置一会儿，待稍微放凉后即可饮用。

- 用法：代茶饮用，每日1次。

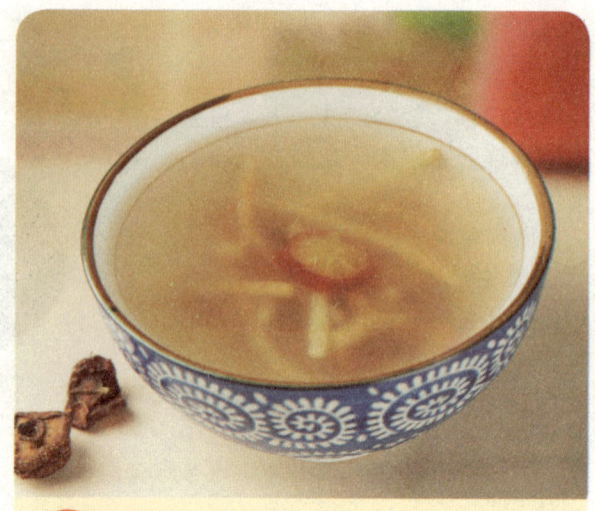

功效 本品润肺止咳、清热解毒，适用于肺炎、百日咳及暑热伤津口渴等症。

桑叶菊花饮

- 原料：桑叶8克，菊花4克
- 调料：白砂糖适量
- 做法：

①往砂锅中注入适量清水，用大火烧开，放入洗净的桑叶和菊花，用勺搅拌开。

②盖上盖，用小火煮20分钟，至药材析出有效成分，加入少许白砂糖调味。

③把煮好的茶水盛出，装入杯中即可。

- 用法：代茶饮用，每日1次。

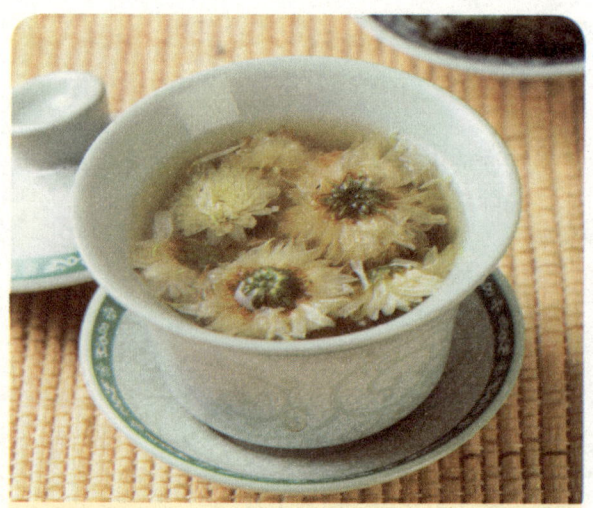

功效 本品清凉散降，疏风明目，清热解毒，适用于风热犯肺的肺热咳嗽。

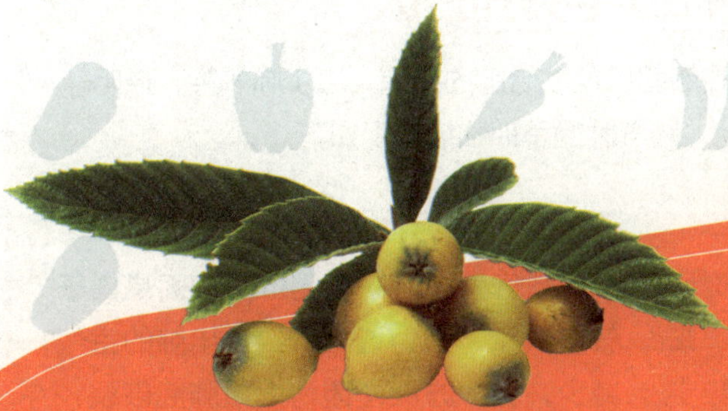

Part 2 肺气肿

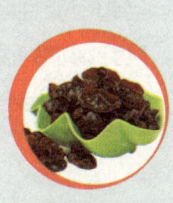
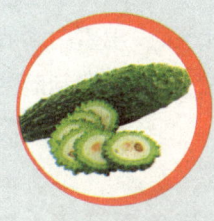
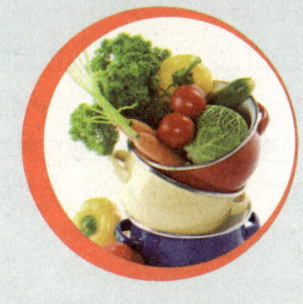

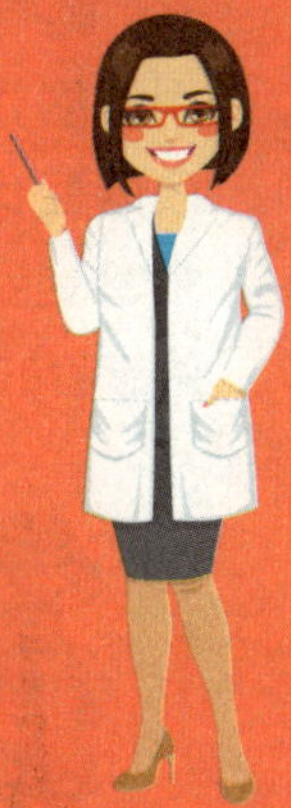

　　肺气肿是指终末细支气管远端（呼吸细支气管、肺泡管、肺泡囊和肺泡）的气道弹性减退、过度膨胀、充气和肺容积增大，或同时伴有气道壁破坏的病理状态。

　　本章为您介绍肺气肿的临床表现、病因、易感人群、危害和分期，帮助患者全面了解肺气肿；列举了调理食谱和药茶，以供参考。希望本章内容能够对肺气肿患者的康复起到一定作用。

肺病中医食养方

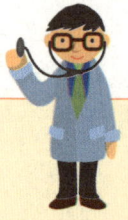

肺气肿的早期症状

肺气肿是一种比较顽固且难以治愈的疾病，患了肺气肿，最明显的感受就是气不够用，肺气肿的早期临床表现如下。

咳嗽、咳痰

肺气肿多是由慢性支气管炎所引起的，所以会伴有咳嗽不止、咳痰的症状。咳嗽不止是由于肺和支气管受到炎症感染所引起的。肺气肿患者的痰液比较稠，不易咳出。

呼吸困难

肺气肿患者呼吸困难一方面是由于气道狭窄、阻力增大导致进出肺的空气减少，另一方面是因为大量肺泡破裂，肺的气体交换功能下降，所以人体需要的氧气得不到充足的供应。

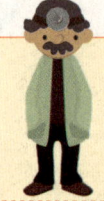

诱发肺气肿的因素

肺气肿的发病机制至今尚未完全阐明，一般认为是多种因素协同作用的结果，较为常见的因素主要有以下几种。

肺泡弹性减低

肺泡膨胀之后相互挤压和局部炎症的侵蚀会严重破坏肺泡间的毛细血管，减少肺泡壁的供血量，导致营养不良和肺泡破裂，并形成肺大泡，长久下去就会形成肺气肿。

弹性酶及其抑制因子失衡

当人体呼吸系统受到刺激或感染时，中性粒细胞和肺巨噬细胞等会释放出蛋白水解酶。当超出弹性酶抑制因子的抑制范围时，就会增加弹力纤维的分解速度和程度，从而诱发肺气肿。

吸烟、大气污染、职业性粉尘和有害气体

吸烟、大气污染、粉尘是诱发肺气肿的重要因素。它们会刺激支气管黏膜，引起充血、水肿和分泌物增多，导致细支气管不完全堵塞，空气进入肺泡后难以出去，使得肺泡内气体滞留，内部压力增高，最终过度膨胀。

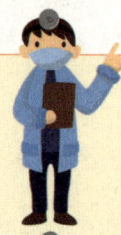

易发肺气肿的人群

有研究表明，下面的人群是肺气肿易发人群：①免疫力低的儿童和老年人。②吸烟者。③职业性粉尘和有害气体吸入者（如煤矿、矿山、纺织以及粉末冶炼工作者）。

肺气肿的危害

肺气肿不但难以治愈,而且会影响身体多个部位的功能,其危害大致如下:

引起呼吸衰竭

肺气肿患者由于本身通气功能减弱,加上分泌物滞留和镇静剂的过量使用,进一步削弱了通气换气功能,因此体内二氧化碳大量滞留,造成严重的缺氧情况,进而引发呼吸衰竭。

引起自发性气胸

肺气肿患者的呼吸性细支气管、肺泡管、肺泡囊和肺泡扩张,形成了肺大泡,而肺大泡又因为剧烈咳嗽、过度用力等原因破裂,最终致使空气进入胸膜腔而引发自发性气胸。自发性气胸患者会感到胸痛、呼吸困难、胸闷,严重者会出现烦躁不安、大汗、发绀、呼吸加快、脉搏细速甚至休克等症状。

严重影响睡眠

正常人在睡觉的时候,呼吸和心跳可以减慢一些,通气也可以稍微降低,而肺气肿患者本来就有通气障碍,睡觉时通气会降得更加明显,使缺氧症状进一步加重,严重影响睡眠,甚至可能引发心律紊乱和肺动脉高压等症。

引起肺心病

肺气肿患者由于长期慢性低氧血症导致二氧化碳滞留和肺泡毛细血管血流量减少,引发肺动脉高压,加重右心室收缩期负荷,导致右心室肥大,造成慢性肺源性心脏病,简称肺心病。若进一步恶化,则可能引发右心衰竭。

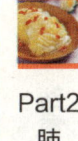

肺气肿的分期

第一期:无症状期。患者没有明显的症状,体检、胸部X光片和肺功能都不能发现异常。

第二期:患者持续呼吸困难、慢性咳嗽和疲劳感,体检和胸部X光片检查有肺气肿表现,肺功能检查显示通气障碍和残气量增加。

第三期:除第二期症状外,还有食欲减退、体重减轻甚至发绀。

第四期:有二氧化碳潴留,出现高碳酸血症。

第五期:肺心病期。肺心病期可以分为代偿期和失代偿期。失代偿期有颈静脉怒张、肝脾肿大、下肢水肿、腹水等右心功能不全症状。

肺气肿调理食谱

枸杞大白菜

- **原料**：大白菜500克，枸杞子20克
- **调料**：上汤适量，水淀粉15克，盐、鸡精各适量
- **做法**：

①大白菜洗净切成片；枸杞子放入清水中浸泡后洗净。
②锅中倒入上汤煮开，放入切好的大白菜煮至软，捞出沥干放入盘中，备用。
③汤中放入枸杞子，加入适量盐、鸡精调味，放入水淀粉勾芡，浇淋在大白菜上即成。

- **用法**：佐餐食用。

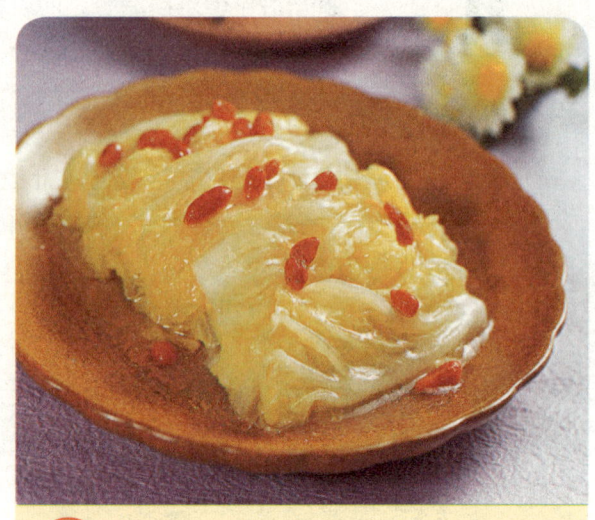

功效：本品解热除烦，通利肠胃，特别适合肺热咳嗽、便秘患者食用。

花生拌菠菜

- **原料**：菠菜300克，花生米50克
- **调料**：盐、味精各3克，香油、食用油各适量
- **做法**：

①菠菜除去根部洗净，放入开水锅中焯水后捞出，沥干；花生米洗净，备用。
②锅中注入适量食用油，烧热，放入花生米炸至香脆。
③将菠菜、花生米同拌，加入盐、味精拌匀，淋入香油即可。

- **用法**：佐餐食用。

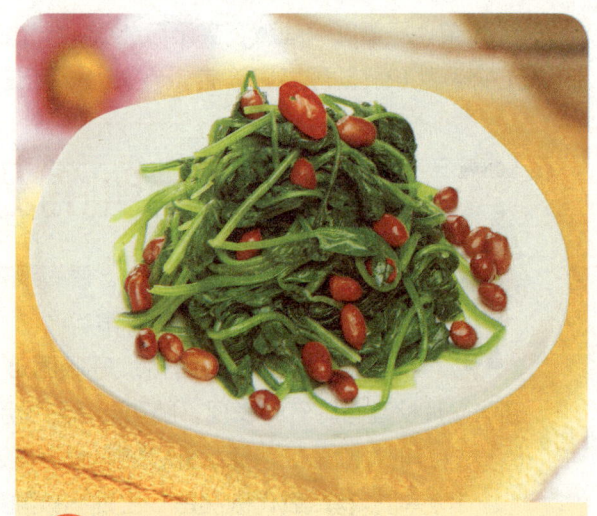

功效：本品具有养血止血、敛阴润燥的功效，适宜肺气肿患者食用。

柠檬藕片

- 原料：莲藕300克
- 调料：红椒3克，柠檬汁适量
- 做法：

① 莲藕去皮洗净，切片；红椒去蒂洗净，切丝。
② 往锅中加入适量清水，用大火烧开，放入藕片焯水后，捞出沥干，装入盘中。
③ 淋上适量柠檬汁，用红椒丝点缀即可。

- 用法：佐餐食用。

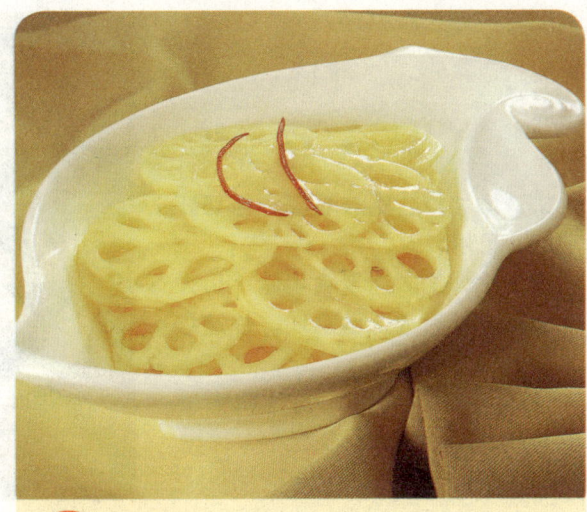

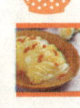
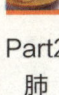

Part2 肺气肿

功效 本品清热化痰，润燥止渴，清心安神，适宜肺气肿患者食用。

虾米白萝卜丝

- 原料：虾米50克，白萝卜350克
- 调料：生姜1块，红椒1个，料酒10毫升，盐5克，鸡精2克
- 做法：

① 虾米泡胀；白萝卜切丝；生姜切丝；红椒切小片，备用。
② 锅置火上，加水烧开，放白萝卜丝焯水，倒入漏勺滤干水分。
③ 锅上火，加入色拉油，放白萝卜丝、红椒片、虾米，放入调味料，炒匀出锅装盘即可。

- 用法：佐餐食用。

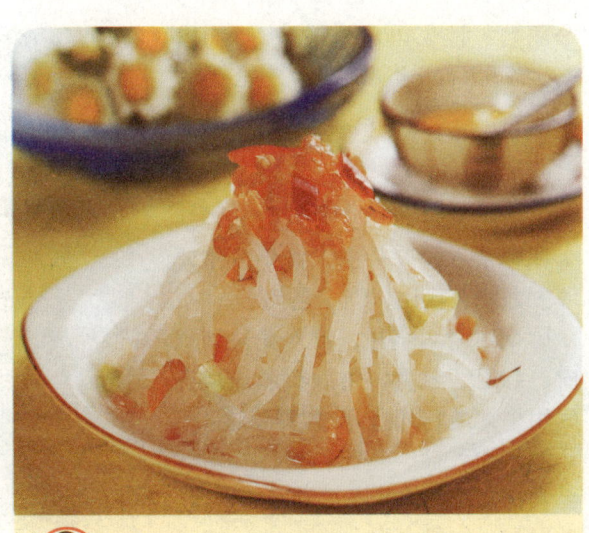

功效 本品下气消食，清热解毒，主治肺气肿、便秘、气胀、痰多等症。

肺病中医食养方

🍲 清炒丝瓜

● **原料**：嫩丝瓜300克

● **调料**：盐5克，味精3克，食用油适量

● **做法**：

① 挑选嫩丝瓜，削去表皮，再切成块状，备用。

② 锅上火，加入适量食用油，用大火烧热，然后放入丝瓜块，快速炒至软熟。

③ 放入适量水，加入调味料煮沸即可。

● **用法**：佐餐食用。

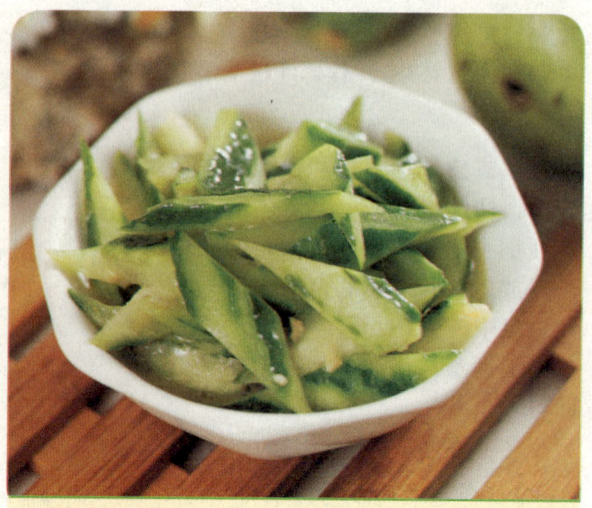

功效：本品清热解毒，可调理痰喘咳嗽、热病烦渴、便血等病症。

🍲 陈皮暖胃肉骨汤

● **原料**：排骨400克，水发绿豆120克，陈皮8克，姜片25克，葱花少许

● **调料**：盐2克，鸡粉2克，料酒10毫升

● **做法**：

① 锅中清水烧开，倒入排骨，煮沸焯去血水，捞出，沥干备用。

② 砂锅中清水烧开，放入姜片、陈皮、绿豆、排骨，淋入料酒，烧开后用小火炖1小时，至食材熟透。

③ 放入少许盐、鸡粉，搅拌均匀，至食材入味，撒葱花即可。

● **用法**：佐餐食用。

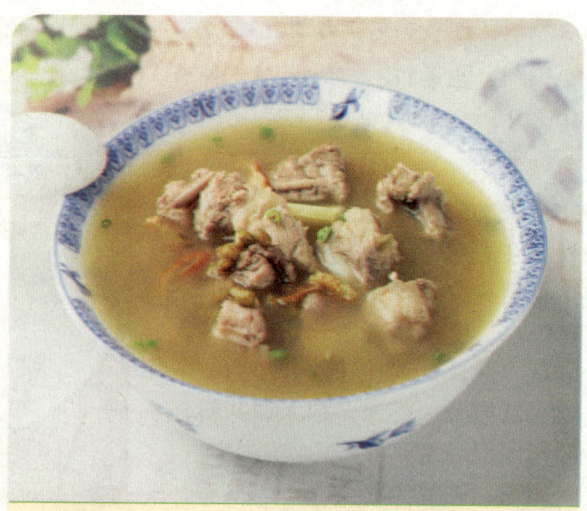

功效：本品理气健脾，燥湿化痰，适合胸脘胀满、食少吐泻患者食用。

南瓜绿豆汤

- 原料：绿豆150克，南瓜180克
- 调料：盐、鸡粉各2克
- 做法：

①绿豆洗净，浸泡过夜，备用；洗净去皮的南瓜切成小块，放在盘中，备用。
②砂锅中注入适量清水烧开，放入浸泡好的绿豆，煮沸后用小火煮约30分钟，至绿豆熟软。
③放入南瓜，用小火续煮约20分钟，至全部食材熟透；加入盐、鸡粉，搅匀调味，略煮片刻，至食材入味即成。

- 用法：佐餐或直接食用。

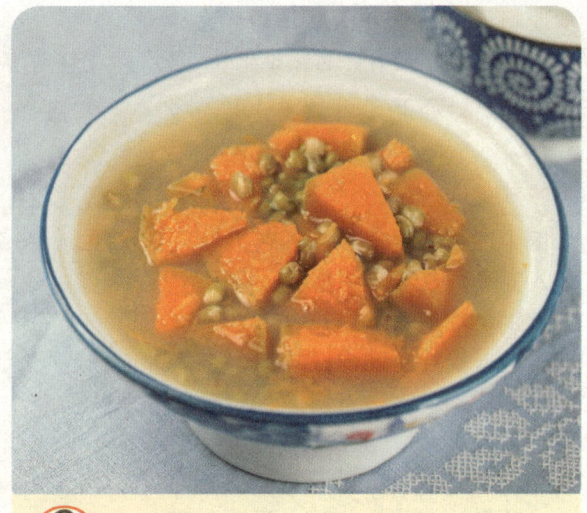

功效 本品具有清热解暑、消肿解毒、润肺的作用，适用于肺气肿病人。

杏仁无花果瘦肉汤

- 原料：瘦肉70克，南杏仁、北杏仁各8克，蜜枣1颗，无花果25克，枸杞少许
- 调料：盐适量
- 做法：

①瘦肉洗净，切丁；锅中烧水，水沸腾后放入瘦肉丁焯烫，肉丁变色后即可捞出，洗去浮沫。
②将无花果放入汤煲中，加入适量水，大火煮开后，放入瘦肉、南杏仁、北杏仁、蜜枣，转小火煲2小时。
③放入洗净的枸杞，继续煮5分钟，加盐调味即可。

- 用法：佐餐食用。

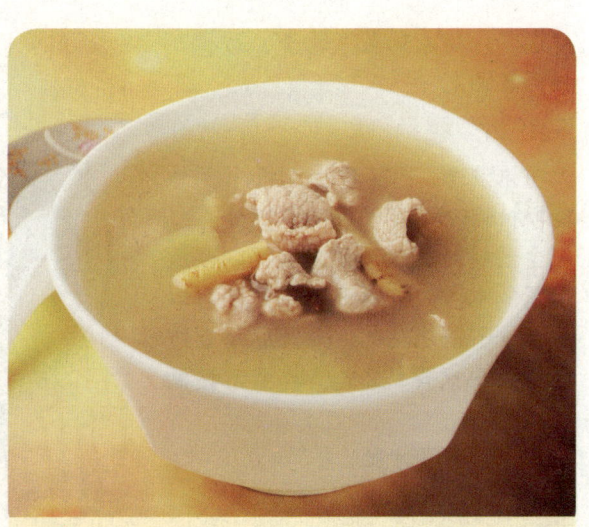

功效 本品生津止渴，润肺定喘，常用于肺燥喘咳、肺气肿等患者的调养。

肺病中医食养方

淮山虫草老鸭汤

● 原料：鸭肉块500克，淮山40克，冬虫夏草2根，姜片、葱花各少许

● 调料：料酒20毫升，盐3克，鸡粉2克

● 做法：

① 锅中注清水烧开，倒入鸭肉块，淋入料酒，煮沸焯去血水，捞出。
② 砂锅中注入清水烧热，倒入鸭肉块，放入姜片、淮山，拌匀；倒入冬虫夏草，淋入适量料酒，烧开后用小火炖1小时，至食材熟透。
③ 加入少许盐、鸡粉调味，搅拌均匀，略煮片刻至其入味，再撒上葱花即可。

● 用法：佐餐食用。

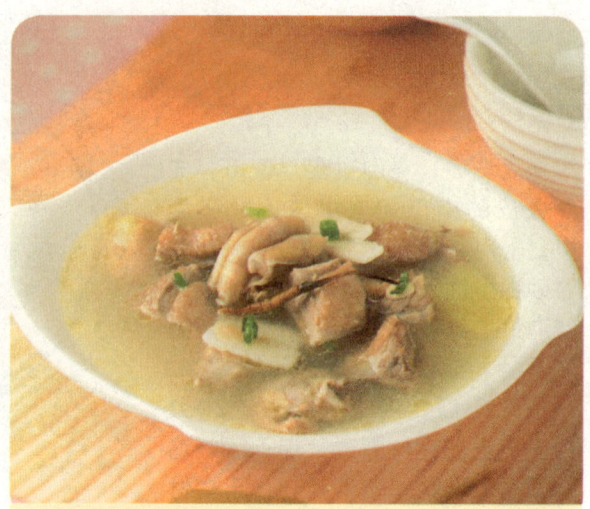

功效 本品止咳化痰，补阴益血，适用于肺气肿、吐血、盗汗等病症。

莲子核桃桂圆粥

● 原料：糙米50克，莲子、核桃、桂圆各10克

● 做法：

① 糙米洗净，提前泡2个小时；另外3种材料洗净，莲子提前泡15分钟。
② 全部材料放入一个大砂锅内，放足量的水，大火煮开，水开前可以搅拌一下以防粘锅，煮开后不要再搅拌，小火煮约2个小时至粥黏稠即可。

● 用法：早晚分食。

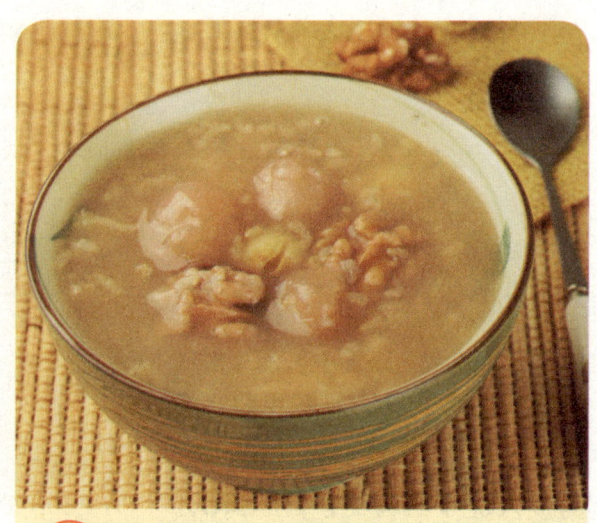

功效 本品补脾益肺，养心安神，可治肺虚久咳、高热烦渴等症。

猪肺毛豆粥

- **原料**：猪肺45克，毛豆30克，胡萝卜适量，大米80克
- **调料**：姜丝5克，盐3克，鸡精2克，香油5毫升
- **做法**：

① 胡萝卜切丁；猪肺切块，入沸水中焯烫后捞出；大米浸泡半小时。

② 砂锅中放水，放入大米，旺火煮沸，放入毛豆、胡萝卜、姜丝，改中火煮至米粒开花。

③ 放入猪肺，转小火焖煮，熬至粥成，加入盐、鸡精调味，淋入香油即可。

- **用法**：当主食食用，每天1次，或早晚分食。

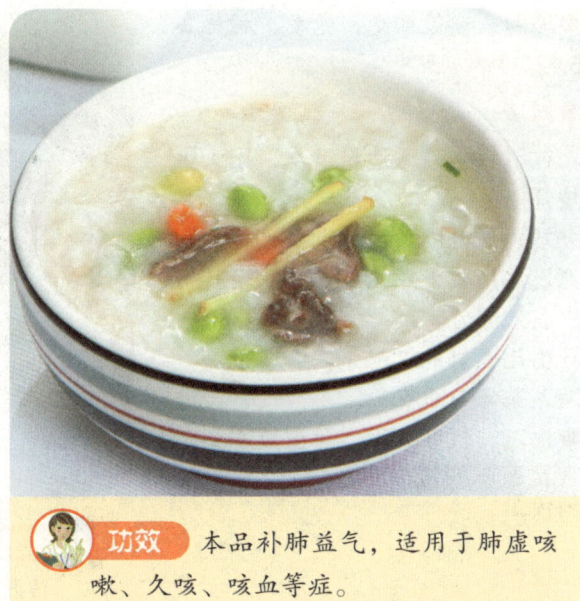

功效 本品补肺益气，适用于肺虚咳嗽、久咳、咳血等症。

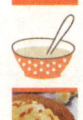

Part2 肺气肿

竹叶甘草麦冬粥

- **原料**：竹叶、甘草、麦冬、红枣各适量，大米100克
- **调料**：盐3克
- **做法**：

① 大米泡发洗净；麦冬洗净；甘草、红枣洗净，切片；竹叶洗净。以上材料加水煮好，备用。

② 砂锅置火上，加入适量清水，放入大米，大火煮开。

③ 放入麦冬、甘草、红枣、竹叶汁同煮至粥浓稠，调入盐拌匀即可。

- **用法**：早晚分食。

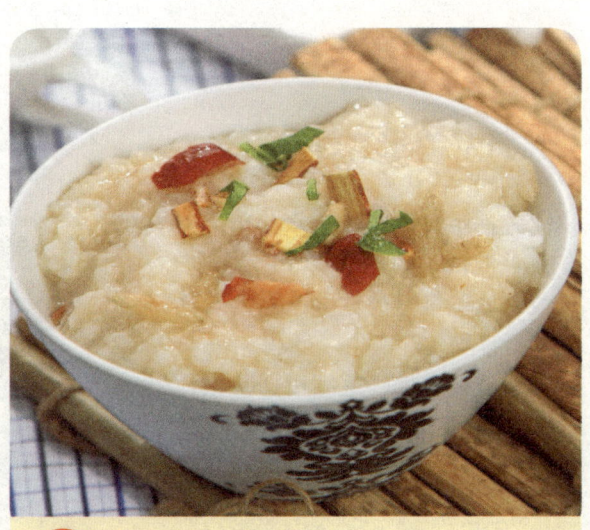

功效 本品养阴生津，润肺清心，适用于肺燥干咳、喉痹咽痛等症。

调养肺气肿的药茶

肺病中医食养方

黄芪党参枸杞茶

●原料：黄芪10克，党参、枸杞各5克

●做法：
①往砂锅中注入适量清水，用大火烧开。
②放入洗好的黄芪、党参、枸杞，煮沸后用小火煮约10分钟，至其析出有效成分。
③盛出煮好的枸杞茶，滤取茶汁，装入茶杯中即成。

●用法：代茶饮用，可重复冲泡，直至茶味变淡为止；每日1次，坚持饮用。

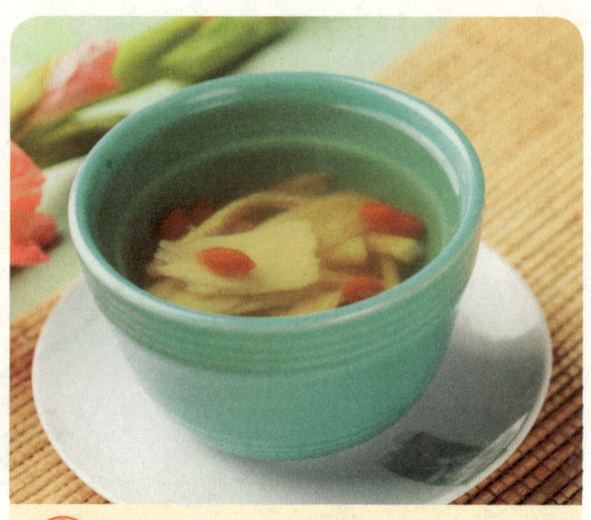

功效 本品有补中益气、清肝明目的功效，适宜肺气肿患者饮用。

党参白术茶

●原料：党参、白术各10克，红枣适量

●调料：冰糖适量

●做法：
①往砂锅中注入适量清水，用大火烧开。
②放入清洗干净的党参、白术、红枣，搅拌均匀。
③加入适量冰糖，继续搅拌片刻，煮至冰糖溶化。
④再略煮片刻，至药材析出有效成分即可。

●用法：代茶饮用。

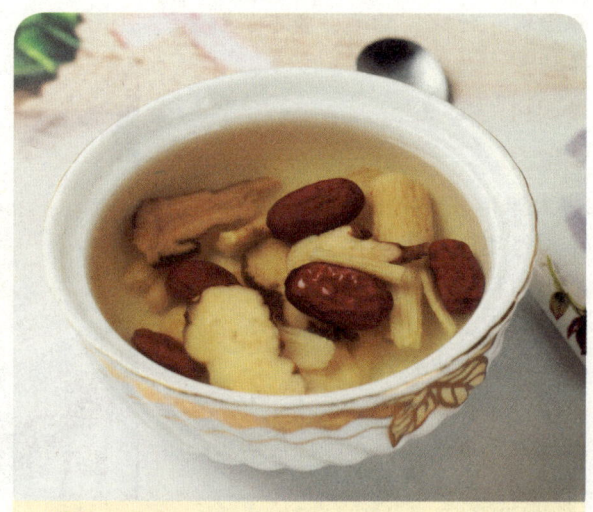

功效 本品补中益气，健脾益肺，适用于肺虚久咳、内热消渴等症。

黄芩瓜蒌饮

●原料：黄芩6克，瓜蒌5克

●做法：

①将黄芩、瓜蒌分别用清水洗净，备用。

②砂锅置火上，加入适量清水，放入黄芩、瓜蒌，大火煮沸后转小火续煮10分钟。

③盛出煮好的药茶，放入杯中，待稍凉即可饮用。

●用法：代茶饮用，每日1剂。

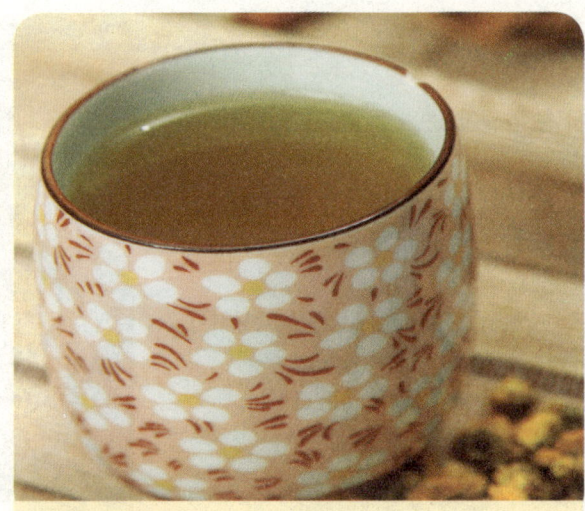

功效 本品清热燥湿，泻火解毒，适用于上呼吸道感染、肺气肿等症。

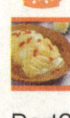
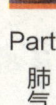

Part2 肺气肿

沙参麦冬饮

●原料：沙参8克，麦冬6克，桑叶6克

●做法：

①将沙参、麦冬、桑叶分别用清水洗净，备用。

②将洗净的沙参、麦冬、桑叶共置于一干净的杯中，加入适量沸水冲泡。

③加盖闷15分钟，趁热饮用即可。

●用法：代茶饮用，每日1剂。

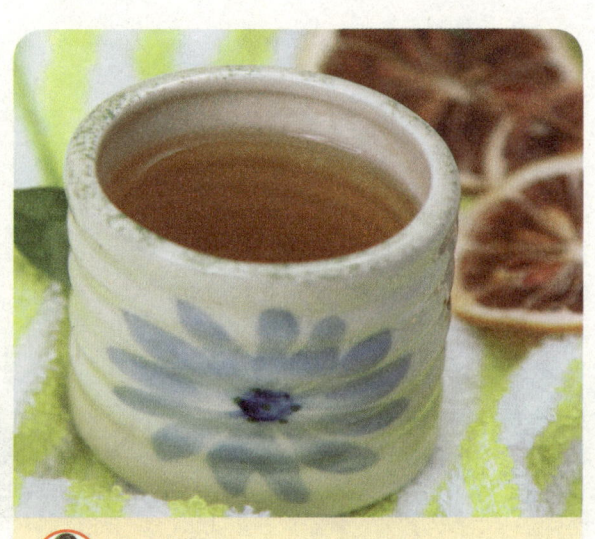

功效 本品甘寒生津，清养肺胃，适用于燥伤肺胃、津液亏损的患者饮用。

肺病中医食养方

陈皮半夏茶

- 原料：陈皮4克，半夏5克
- 做法：

①往砂锅中注入适量清水，用大火烧开。
②放入洗净的陈皮、半夏，用小火煮15分钟至其析出有效成分，搅拌片刻。
③把煮好的茶水盛出，装入杯中，待稍凉即可。

- 用法：代茶饮用，每日1剂。

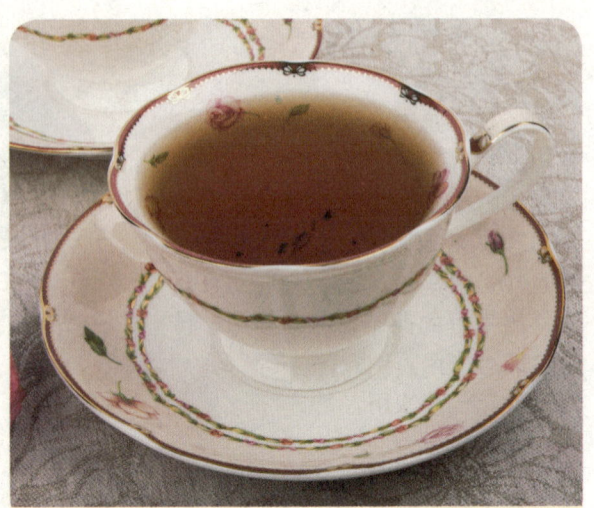

功效 本品理气健脾，燥湿化痰，主治咳嗽痰多、恶心呕吐等症。

党参杏仁荷叶饮

- 原料：党参15克，杏仁10克，荷叶5克
- 做法：

①往砂锅中注入适量清水，用大火烧开。
②放入洗净的党参、杏仁、荷叶，烧开后用小火煮5分钟，至药材析出有效成分。
③略微搅动片刻，把煮好的药茶盛出，装入碗中即可。

- 用法：代茶饮用，每日1剂。

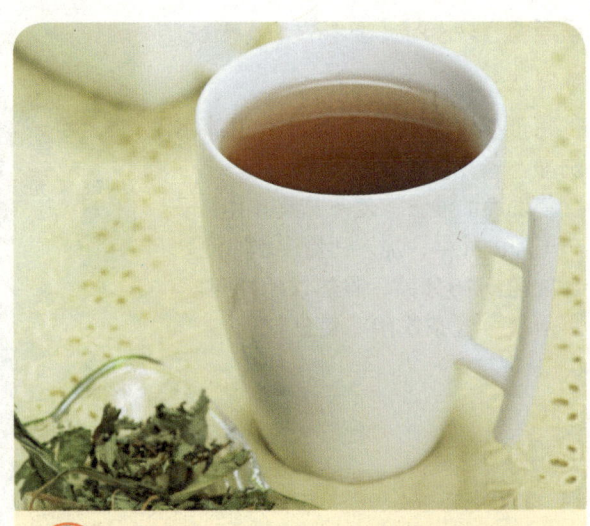

功效 本品生津止渴，润肺定喘，常用于肺燥喘咳等患者的保健与治疗。

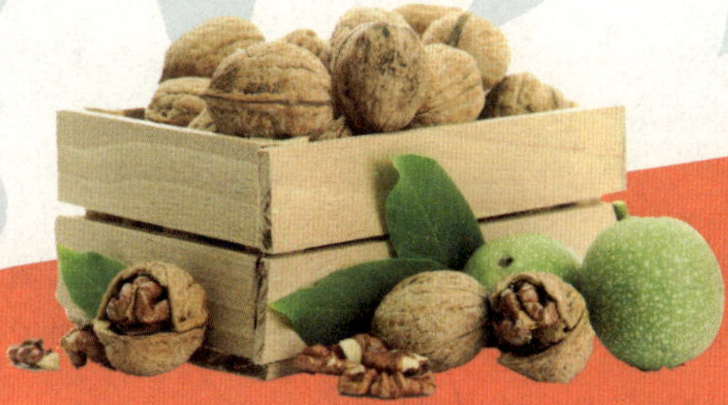

Part 3 肺心病

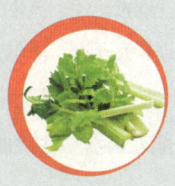
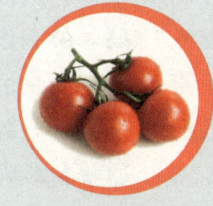
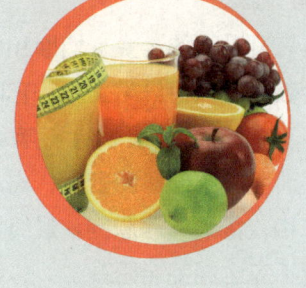

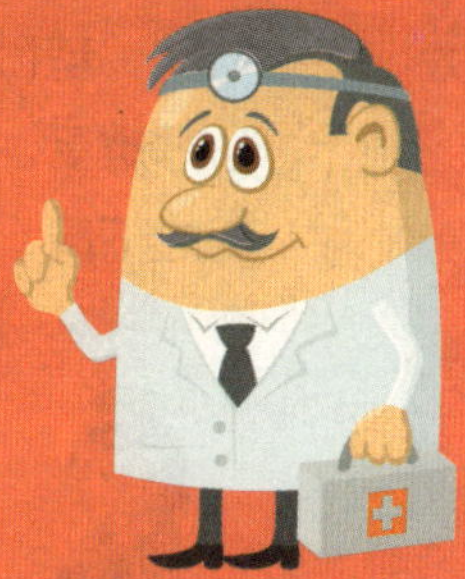

肺心病是慢性肺源性心脏病的简称，是一种由于肺、胸廓或肺动脉血管慢性病变所致的肺循环阻力增加、肺动脉高压，进而使右心肥厚、扩大，甚至发生右心衰竭的心脏病。肺心病的患病年龄多在40岁以上，急性发作期以冬、春多见。

本章详细介绍肺心病的症状、病因、易感人群、并发症和类型；列举了针对肺心病患者的调理食谱和调理药茶。希望本章内容能够对肺心病患者的康复起到一定作用。

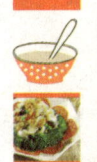

肺病中医食养方

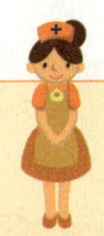

肺心病的症状

肺心病的症状主要表现在呼吸系统以及呼吸不畅导致的全身乏力。肺心病主要有以下症状：

痰多、呼吸困难、乏力

肺心病患者常会有痰多、气急的症状，稍微一活动就会感到呼吸困难、心悸难受、全身乏力，其劳动耐力也会随之下降。

呼吸衰竭、心力衰竭

随着肺心病患者病情的加重，症状会以呼吸衰竭为主，有的患者还会出现心力衰竭。

诱发肺心病的因素

肺心病是一种危及人体健康的常见病、多发病，中老年人比较易发，其诱发因素有以下几点。

支气管病变

支气管黏膜的炎变、增厚和分泌物滞留会破坏支气管纤毛上皮和它的净化功能。病变向下发展就会影响细支气管，平滑肌肥厚使管腔变窄，再加上管壁痉挛和软骨破坏等原因，最终导致细支气管不完全或完全阻塞。

肺泡病变

支气管病变之后，会导致排气不畅，肺泡内残余气量增多，压力增高，肺泡过度膨胀，泡壁破裂，几个肺泡融合后形成大泡，导致肺气肿。如果肺气肿不加以治疗控制，病情加剧就会影响心肌功能，导致肺心病。

胸廓运动障碍

胸廓运动障碍使胸廓活动受限，肺脏受到挤压，支气管扭曲或变形，导致排痰不畅，肺部反复感染，并发肺气肿或肺纤维化，使肺血管阻力增大，导致肺动脉高压，进而发展为肺心病。

肺血管病变

过敏性肉芽肿病累及肺动脉，多发性肺小动脉栓塞及肺小动脉炎，以及原因不明的原发性肺动脉高压症，都有可能发展成肺心病。

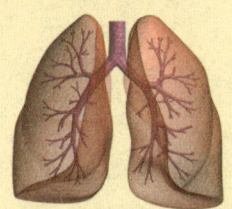

易发肺心病的人群

有研究表明，下面的人群是肺心病易发人群：①老年人。②常年因职业接触煤尘、粉尘、有害气体的人群，包括煤矿、建筑、装修、喷漆、清洁、化工、纺织行业的从业人员以及教师。

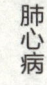

肺心病并发症

肺心病的常见并发症有很多，它们既可能单独出现，又可能同时出现，互相影响，使得病情错综复杂，预后很差。肺心病的并发症有以下几种：①呼吸衰竭、心力衰竭和休克。②肺性脑病。③酸碱失衡及电解质紊乱。④心律失常。⑤弥散性血管内凝血、消化道出血。⑥肾功能损害及异常。⑦肺血栓和脑栓塞。⑧冠心病。

肺心病的类型

我们常说肺心病是偷袭心脏的"杀手"，根据其分期，主要将肺心病分为两个类型，即失代偿型肺心病和代偿型肺心病。

失代偿型肺心病

失代偿型肺心病主要表现为肺组织损害严重并引起缺氧、二氧化碳潴留，导致呼吸衰竭或心力衰竭。

代偿型肺心病

代偿型肺心病主要有以下几个方面的表现：①患者都有长期慢性咳嗽、咳痰或哮喘史。②逐步出现乏力、呼吸困难。听诊呼吸音低，可有干湿啰音，心音轻。颈静脉可有轻度怒张，但静脉压并不明显增加。③每到寒冷季节病情加重，咳嗽加剧，痰量增多、变浓或呈黄色。④稍微活动如上楼梯或快步走路时，有气短、呼吸急促、心悸、心前区疼痛、乏力、胸闷等症状，休息后好转。⑤指端、口唇及口唇四周呈青紫色。⑥心率加快，心律不齐。

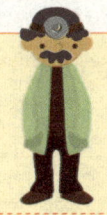

肺心病调理食谱

茯苓炒三丝

● **原料：** 茯苓10克，金针菇50克，水发香菇30克，胡萝卜50克

● **调料：** 盐、鸡粉、食用油各适量

● **做法：**

① 水发香菇洗净，切成丝；胡萝卜洗净去皮，切成丝；金针菇洗净。

② 锅置火上，加入适量食用油烧热，放入胡萝卜，翻炒均匀；放入茯苓、金针菇、香菇丝，翻炒至食材熟软。

③ 加入适量盐、鸡粉，继续炒至入味即可。

● **用法：** 佐餐食用。

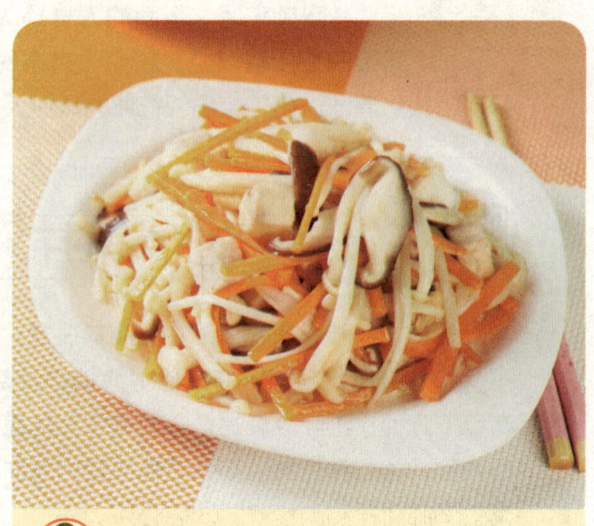

功效 本品健脾胃，还能增强身体的免疫力，适宜肺心病患者食用。

鸡汁白萝卜片

● **原料：** 白萝卜400克

● **调料：** 盐3克，红椒3克，葱3克，鸡汤适量

● **做法：**

① 白萝卜去皮洗净，切厚片；红椒去蒂洗净，切末；葱洗净，切成葱花，备用。

② 锅烧热，倒入鸡汤，放入切好的萝卜，加入适量盐，炖煮至萝卜片软熟，最后撒上红椒末、葱末即可。

● **用法：** 佐餐食用。

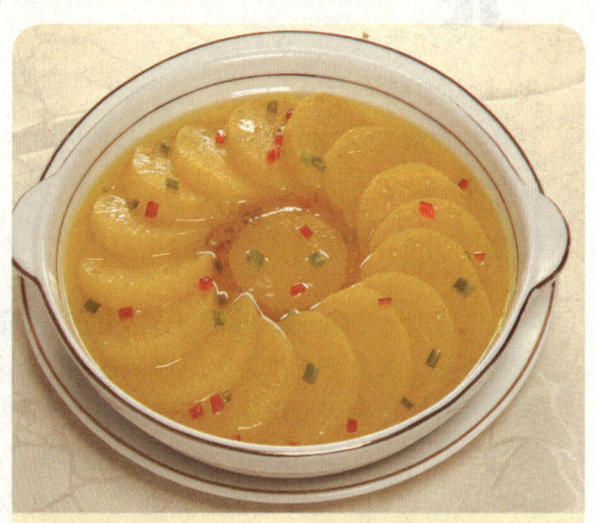

功效 本品下气消食，利尿通便，适用于气胀、消化不良、痰多等症。

茄汁烧花菜

- **原料**：花菜250克，圣女果25克，蒜末、葱花各少许
- **调料**：盐3克，白糖6克，番茄酱20克，水淀粉、食用油各适量
- **做法**：
① 洗净的花菜切成小朵；洗好的圣女果切成小块摆盘备用。
② 锅中注水烧开，放入花菜，煮至花菜断生，捞出装在盘中，备用。
③ 用油起锅，放入蒜末爆香；注入适量清水，加入白糖、盐、番茄酱，搅拌至糖分溶化；倒入水淀粉，拌匀，放入花菜，翻炒使其均匀地蘸上味汁，撒上葱花即成。
- **用法**：佐餐食用。

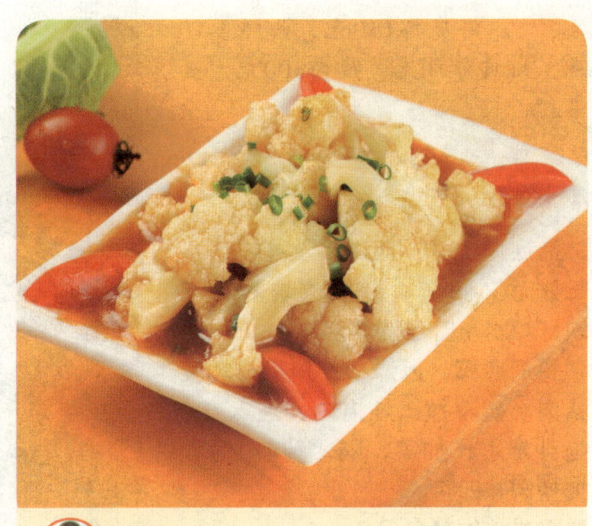

功效 本品健胃消食，生津止渴，适宜肺心病患者食用。

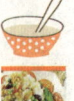

Part3 肺心病

彩椒西蓝花炒鸡片

- **原料**：鸡胸肉75克，西蓝花65克，彩椒40克，姜末、蒜末各少许
- **调料**：盐3克，鸡粉2克，料酒4毫升，水淀粉15毫升，食用油适量
- **做法**：
① 洗净的西蓝花切小朵；洗好的彩椒切小块；鸡胸肉洗净切片，装在碗中，加入调味料，腌渍入味。
② 锅中注水烧开，放入西蓝花、彩椒，煮至断生捞出；用油起锅，放入鸡片翻炒，放入姜、蒜；淋上料酒，再放入焯煮过的食材，炒熟。
③ 转小火，注入少许清水，再加入盐、鸡粉、水淀粉，炒匀即成。
- **用法**：佐餐食用。

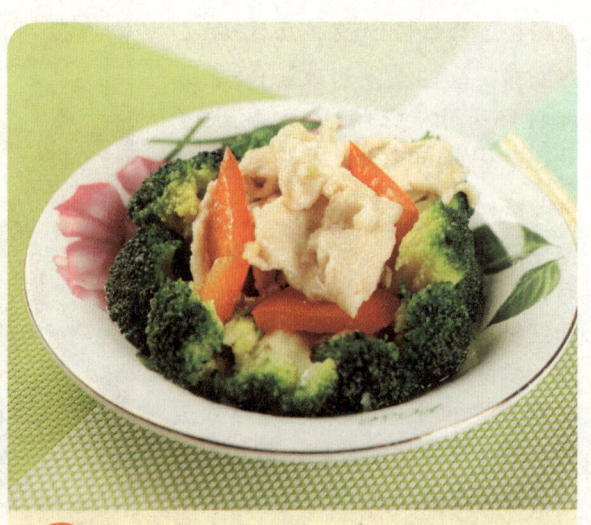

功效 本品具有清火、润肺、安神的功效，适用于肺燥或肺热咳嗽等症。

肺病中医食养方

海底椰川贝瘦肉汤

●**原料**：海底椰150克，西洋参10克，川贝母10克，瘦肉400克，蜜枣2颗

●**调料**：盐5克

●**做法**：

①海底椰洗净；西洋参洗净；川贝母洗净，打碎；猪瘦肉洗净，切块，焯水；蜜枣洗净。

②将海底椰、西洋参、川贝母、瘦猪肉、蜜枣放入炖盅内，注入700毫升沸水，加盖，隔水炖4小时，加盐调味即可。

●**用法**：佐餐食用。

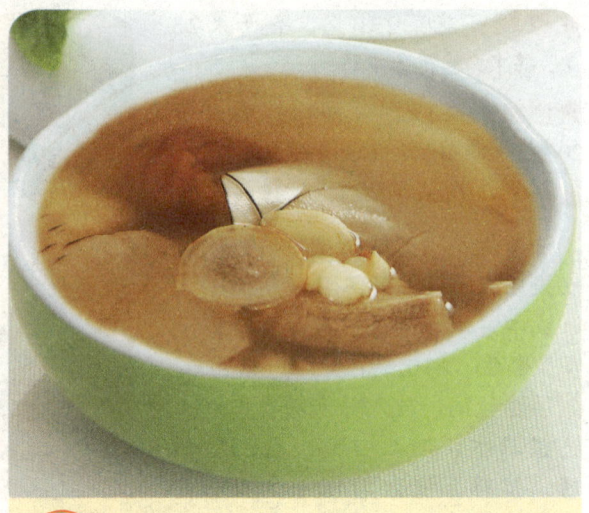

功效 本品滋阴润肺，除燥清热，适用于肺脓肿、肺心病、肺结核等患者。

西红柿豆腐汤

●**原料**：西红柿250克，豆腐2块

●**调料**：盐15克，胡椒粉1克，水淀粉15毫升，味精1克，香油5毫升，熟菜油150毫升，葱花25克

●**做法**：

①豆腐切成小粒；西红柿入沸水烫后，剖开，切成粒；豆腐入碗，加西红柿、胡椒粉、盐、味精、水淀粉、少许葱花一起拌匀。

②锅置中火上，下菜油烧至六成热，放入豆腐、西红柿，翻炒均匀至香味散出。

③加水煮约5分钟后，撒上剩余葱花，调入盐，淋上香油即可。

●**用法**：佐餐食用。

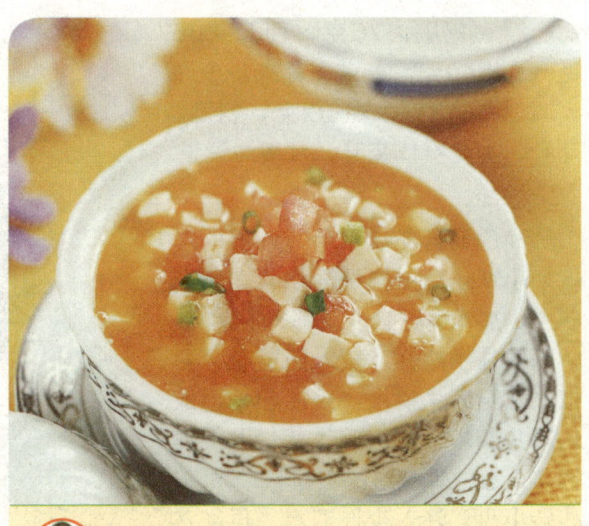

功效 本品益气和中，生津润燥，清热解毒，适用于肺心病患者。

百合绿豆凉薯汤

- **原料**：百合150克，绿豆300克，凉薯1个，瘦肉1块
- **调料**：盐5克，味精3克，鸡精2克
- **做法**：

①百合泡发；瘦肉洗净，切成块，备用。
②凉薯清洗干净，去皮，切成大块，备用。
③将百合、绿豆、凉薯、瘦肉一起放入砂锅中，以大火煮开，转用小火煮15分钟，加入盐、味精、鸡精调味即可。

- **用法**：佐餐食用。

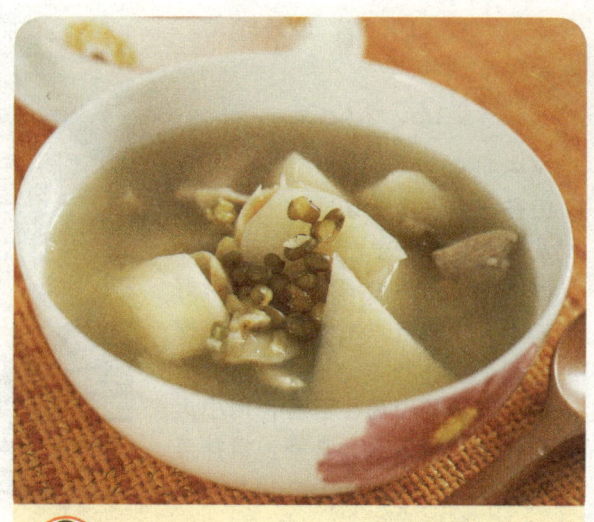

功效 本品养心安神，润肺止咳，清热解毒，适用于肺燥、肺热咳嗽等症。

桂花核桃糊

- **原料**：核桃粉30克，糯米粉30克，桂花20克
- **调料**：白砂糖适量
- **做法**：

①取一碗，将加水搅拌过的核桃粉倒入碗中，倒入糯米粉，加入少许清水，把碗中材料调成糊状。
②砂锅中倒入约1000毫升清水，放入桂花，将水烧开；放入白糖，煮至白糖完全溶化；把调好的米糊倒入锅中，搅拌均匀，煮至沸腾即可。

- **用法**：佐餐食用，每日1次。

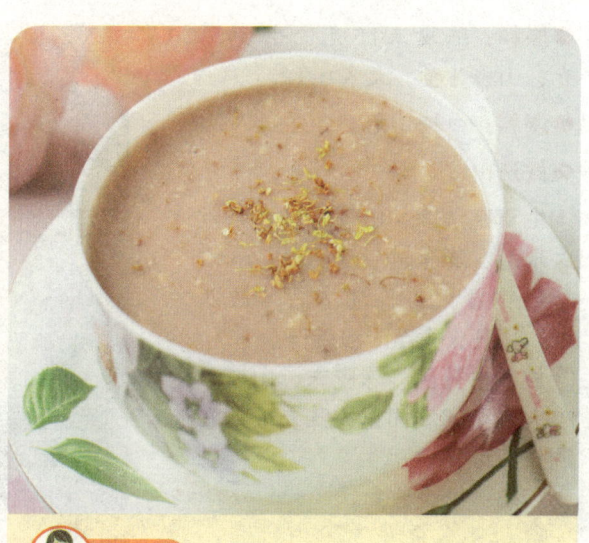

功效 本品温肺定喘，开胃醒神，健脾补虚，常食可改善多痰、咳嗽等症状。

百合山药粥

- 原料：大米100克，山药30克，百合20克
- 调料：盐2克，味精1克
- 做法：

①山药去皮洗净，切成块；大米泡发洗净；百合洗净，备用。
②砂锅内注入适量清水，放入泡好的大米，用大火煮至米粒开花，搅拌片刻。
③放入洗净的山药、百合，用小火煮至粥成，调入盐、味精，搅拌至入味即可。

- 用法：早晚分食。

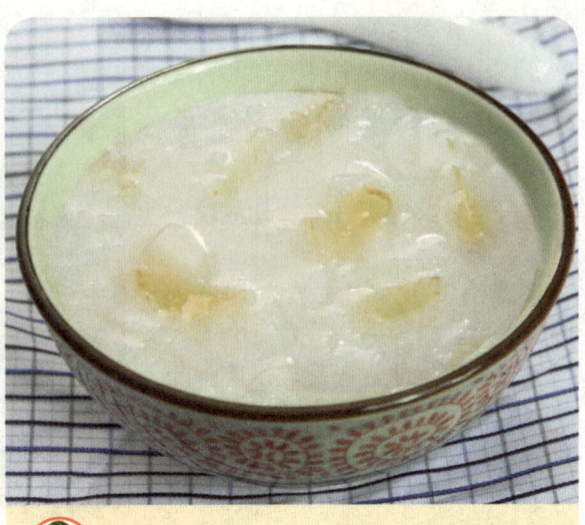

功效 此粥具有滋阴液、养心肺、安神止咳的功效，适宜肺心病患者食用。

陈皮黄芪粥

- 原料：陈皮末15克，生黄芪20克，山楂适量，大米100克
- 调料：白糖10克
- 做法：

①生黄芪洗净；山楂洗净，切丝；大米泡发洗净。
②砂锅置火上，注水后，放入大米，用旺火煮至米粒绽开。
③放入生黄芪、陈皮末、山楂，用小火煮至粥成闻见香味，放入白糖调味即可。

- 用法：早晚分食。

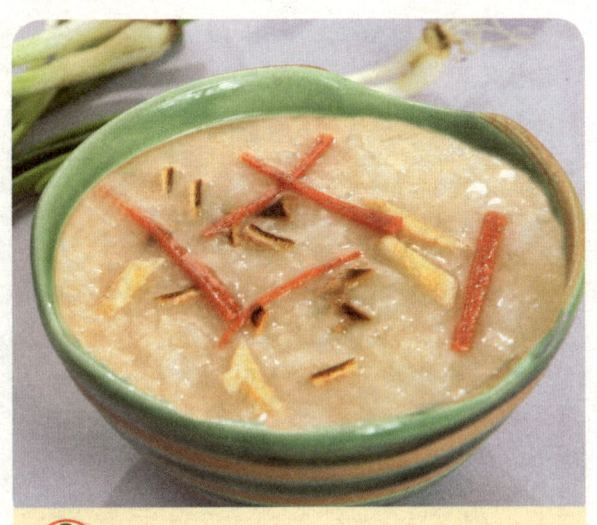

功效 本品具有理气健脾、燥湿化痰的功效，适合肺心病患者食用。

枣参茯苓粥

- **原料**：红枣、白茯苓、人参各适量，大米100克
- **调料**：白糖8克
- **做法**：

①大米泡发洗净；人参洗净，切小块；白茯苓洗净；红枣去核洗净，切开。
②砂锅置火上，注入清水，放入大米，用大火煮至米粒开花，放入人参、白茯苓、红枣同煮。
③改用小火煮至粥浓稠闻见香味时，放入白糖调味，即可食用。

- **用法**：早晚分食。

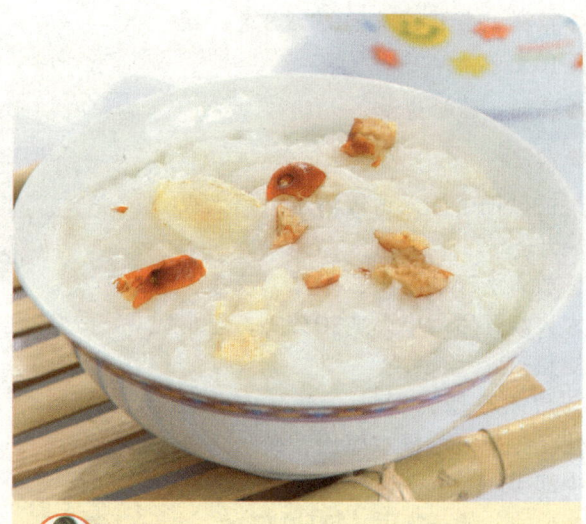

功效 本品补血益气，利水渗湿，宁心安神，可用于肺心病的辅助治疗。

天花粉银耳百合粥

- **原料**：天花粉10克，百合20克，水发银耳30克，水发大米100克
- **调料**：冰糖15克
- **做法**：

①洗好的银耳切成小块，备用。
②砂锅中注入清水烧开，倒入洗净的大米，放入天花粉、银耳，搅匀，小火煮约30分钟至食材熟软。
③放入洗净的百合，续煮10分钟至食材熟透，加入适量冰糖，略煮至冰糖溶化即可。

- **用法**：早晚分食。

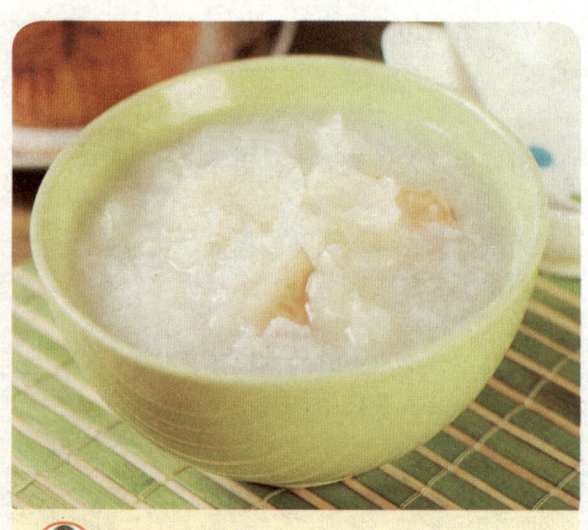

功效 本品养心安神，润肺止咳，适合久病、抵抗力差的人群食用。

调养肺心病的药茶

半夏陈皮茯苓饮

- **原料：** 半夏10克，陈皮8克，茯苓10克
- **调料：** 冰糖适量
- **做法：**
  ① 往砂锅中注入适量清水，用大火烧开。
  ② 放入洗净的陈皮、半夏、茯苓，大火烧开后用小火炖20分钟，至食材熟软。
  ③ 放入冰糖，搅拌，煮至完全融化；把煮好的糖水盛出，装入汤碗中即可。
- **用法：** 代茶饮用，每日1剂。

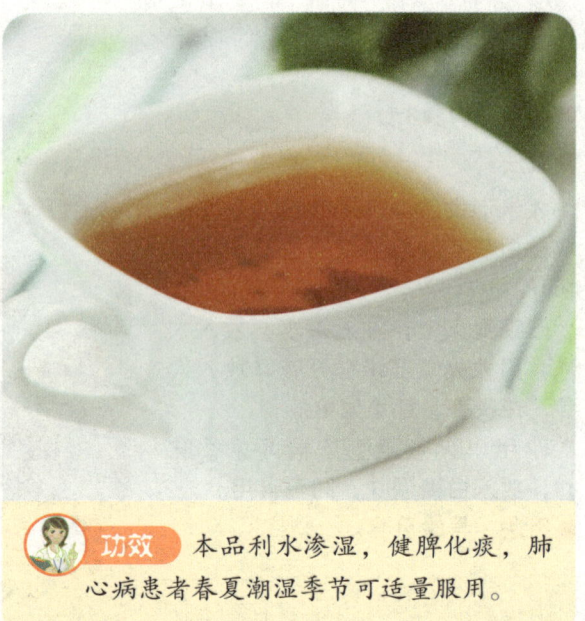

功效 本品利水渗湿，健脾化痰，肺心病患者春夏潮湿季节可适量服用。

党参茯苓枸杞茶

- **原料：** 党参10克，茯苓、枸杞各5克
- **做法：**
  ① 往砂锅中注入适量清水，用大火烧开。
  ② 放入洗好的党参、茯苓、枸杞，煮沸后用小火煮约10分钟，至其析出有效成分。
  ③ 搅拌几下，盛出煮好的枸杞茶，滤取茶汁，装入茶杯中，待稍凉即可饮用。
- **用法：** 代茶饮用，每日1剂。

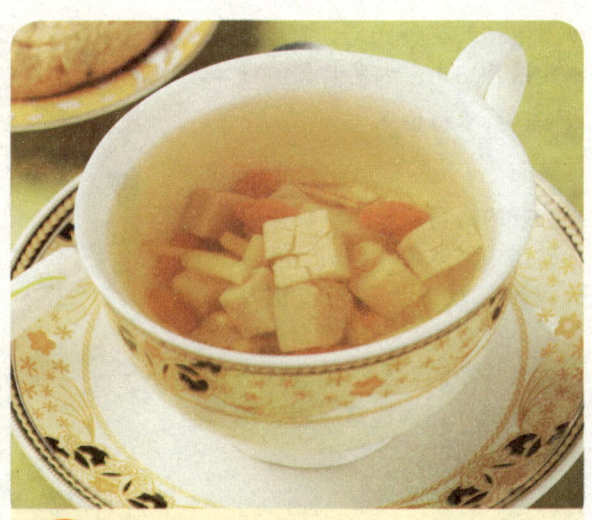

功效 本品补气利湿，补肝益肾，生津止渴，适用于肺心病患者的调养。

款冬花冰糖饮

- **原料**：款冬花10克
- **调料**：冰糖适量
- **做法**：

①款冬花洗净，备用。
②锅置火上，加入适量的清水，放入款冬花，大火煮沸后转小火再续煮5分钟。
③加入适量冰糖，搅拌至冰糖完全融化即可。
④将款冬花冰糖饮盛出，倒入杯中，待稍凉即可饮用。

- **用法**：代茶饮用，每日1剂。

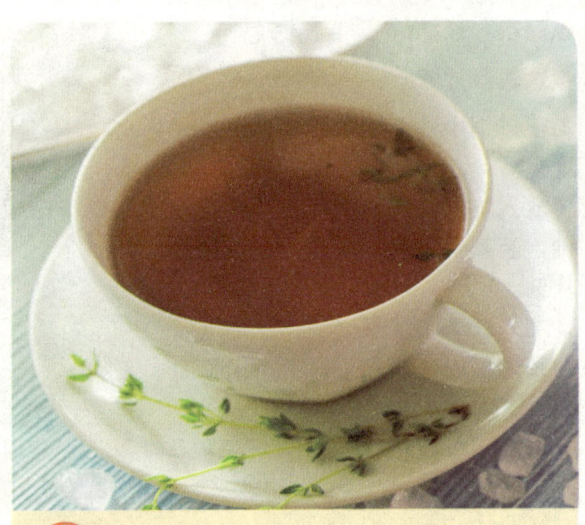

功效 本品润肺下气，化痰止嗽，对于秋冬咳嗽、略见有痰者适宜。

马蹄茅根茶

- **原料**：鲜马蹄100克，鲜茅根100克
- **调料**：白糖少许
- **做法**：

①鲜马蹄、鲜茅根清洗干净，切碎，备用。
②锅置火上，加入适量清水，用大火烧开。
③将洗净切好的鲜马蹄、鲜茅根放入沸水煮20分钟左右，去渣，加入白糖适量，搅拌至白糖溶化，稍晾凉即可饮服。

- **用法**：代茶饮用，每日1剂。

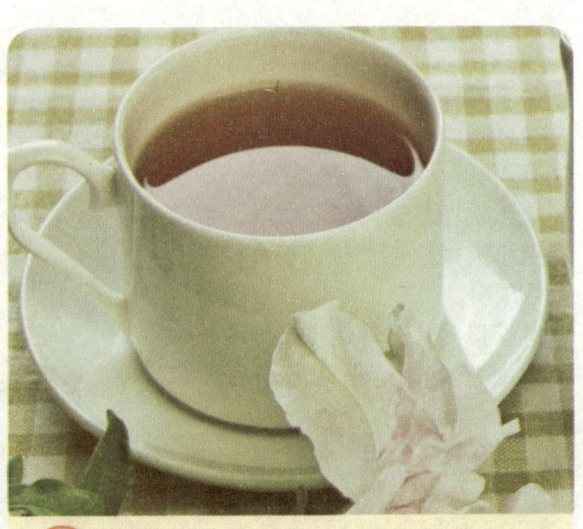

功效 本品凉血止血，清热解毒，适用于胃热呕逆、肺热喘咳等症。

肺病中医食养方

黄芪红茶

●原料：红茶1克，黄芪15克

●做法：

①往砂锅中注入适量清水，用大火烧开。

②放入洗好的黄芪，用小火煮20分钟，至其析出有效成分，继续搅拌片刻。

③加入红茶，续煮一会儿；把煮好的茶汁盛出，装入茶杯中，稍晾凉即可饮用。

●用法：每日1剂，分早、午、晚3次温饮。

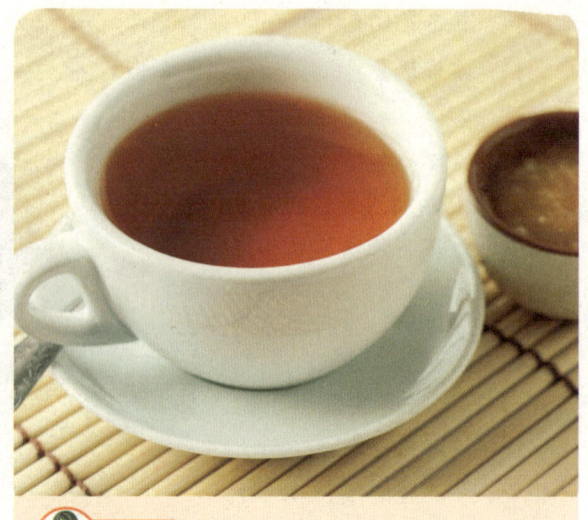

功效 本品补中益气，保肝利尿，抗衰老，常饮对肺心病患者有益处。

麦冬竹叶茶

●原料：麦门冬、竹叶各10克

●做法：

①往砂锅中注入适量清水，用大火烧开。

②放入洗净的麦门冬、竹叶，煮沸后用小火煮约15分钟，至食材析出有效成分。

③继续搅拌片刻，盛出煮好的茶，装入茶杯中，待稍微冷却后即可饮用。

●用法：代茶饮用，每日1剂。

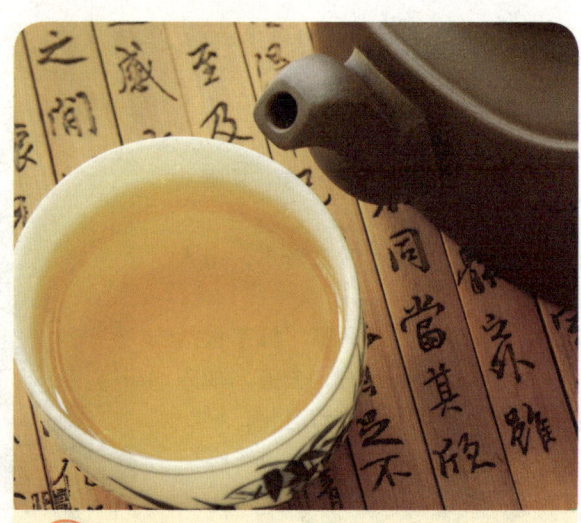

功效 本品有养阴清热、益胃生津的功效，适合燥热伤肺之人饮用。

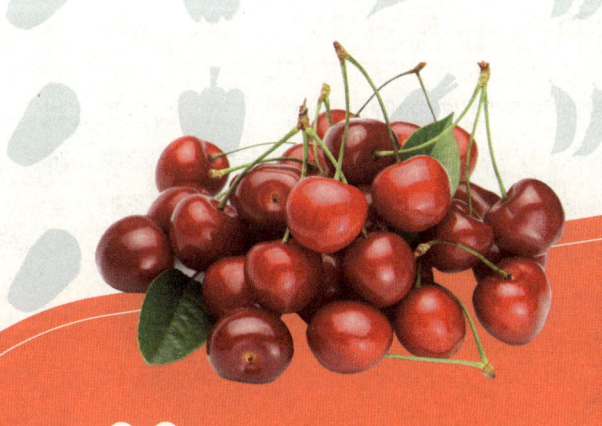
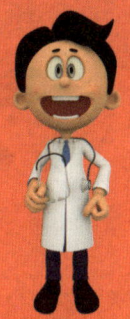

Part 4 肺脓肿

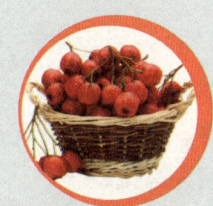
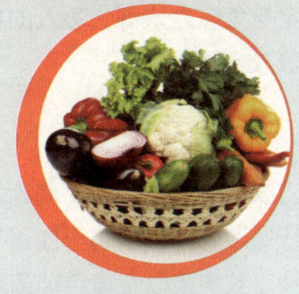

　　肺脓肿是一种肺内化脓性且有空洞形成的疾病。急性肺脓肿多数可经药物治疗而愈，但如治疗不及时或不彻底，则可转为慢性肺脓肿，需要外科手术治疗。

　　本章详细介绍肺脓肿的主要症状、诱发因素、易感人群、类型和护理等几个方面；详细列举了针对肺脓肿患者的调理食谱和调理药茶。希望这些内容对患者有所帮助。

诱发肺脓肿的因素

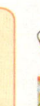
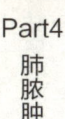

Part4 肺脓肿

肺脓肿是由多种病因导致的肺部组织化脓性病变。多发生于壮年，男多于女。在日常生活中，诱发肺炎的因素主要有以下几种：

血源感染

血源感染是诱发肺脓肿的主要原因之一。血源感染主要由败血症和脓毒血症引起，病变非常广泛而且多发。

气道感染

气道感染主要来自呼吸道或上消化道带有细菌的分泌物。在睡眠、昏迷、酒醉或癫痫发作、脑血管出现意外之后，这些带有细菌的分泌物被吸入气管和肺部，造成小支气管阻塞，在人体抵抗力较弱的时候，就会诱发肺脓肿。

肺脓肿的护理

早期治疗和彻底治疗是根治肺脓肿的关键，肺脓肿的护理要根据患者病情，在多个方面加以注意。

一般护理

发病急骤的高热患者要卧床休息，病室内保持空气流通，及时排除痰液的腥臭气味。最好与其他病种患者分室住或安置在病房一角靠近窗口的地方，以减少对其他患者的不良影响。

饮食护理

由于脓肿的肺组织在全身消耗严重的情况下修复困难，肺脓肿患者不仅需要输血、补液，还要在饮食上给予高蛋白、高维生素、高热量和易消化的食物，食欲欠佳者可少量多餐。

口腔护理

肺脓肿患者由于有腥臭的痰液，所以一定要做好口腔护理。患者可以用生理盐水或朵贝尔氏液漱口，清除口臭。痰液要及时清理，痰杯加盖并每日清洗消毒一次。痰杯内可以放置消毒液，以达到消毒和去除臭味的目的。对体温持续不降的患者，给予物理降温或药物降温，要防止出汗过多导致虚脱。

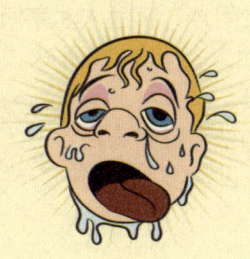

肺脓肿调理食谱

菠菜拌粉丝

- **原料**：菠菜130克，红椒15克，水发粉丝70克，蒜末少许
- **调料**：盐2克，鸡粉2克，生抽4毫升，芝麻油2毫升，食用油适量
- **做法**：

①洗净的菠菜切成段；泡好的粉丝切成段；洗净的红椒切成丝。

②锅中注清水烧开，将粉丝倒入滤网中，放入沸水中烫煮片刻，捞出；将菠菜、红椒丝放入沸水锅中，拌煮片刻，捞出备用。

③取碗，放入菠菜、红椒、粉丝，再放入蒜末，加入盐、鸡粉、生抽、芝麻油，搅拌均匀即可。

- **用法**：佐餐食用。

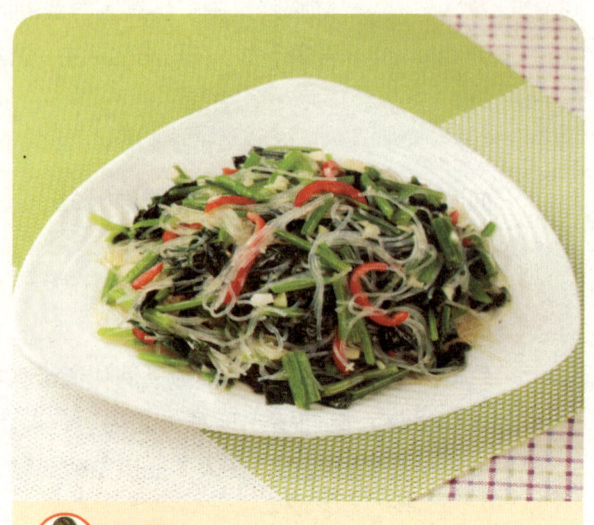

功效：本品补血止血，敛阴润燥，滋阴平肝，适合肺脓肿患者食用。

豆腐皮炒油菜

- **原料**：油菜300克，豆腐皮150克
- **调料**：盐3克，鸡精1克
- **做法**：

①将油菜洗净；锅置火上，注入适量清水煮沸，将油菜放入沸水锅中，焯水至熟；豆腐皮洗净，切段，备用。

②炒锅置火上，加油烧热，放入豆腐皮滑炒，再放入油菜同炒至熟。

③加入盐和鸡精调味，起锅装盘即可。

- **用法**：佐餐食用。

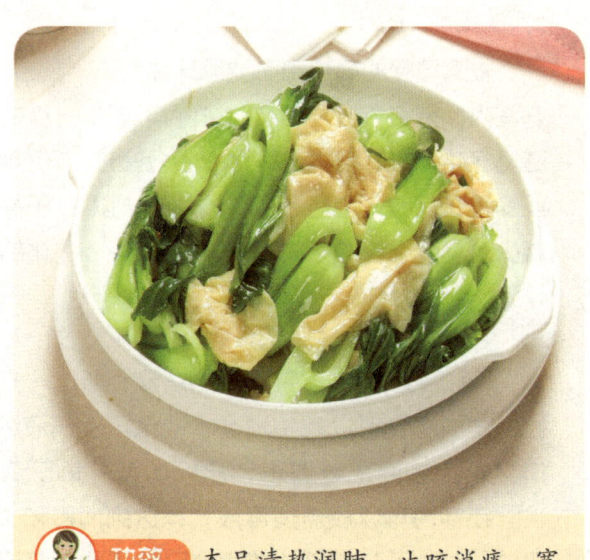

功效：本品清热润肺，止咳消痰，宽肠通便，肺脓肿患者可常食。

莴笋炒百合

- **原料**：莴笋150克，洋葱80克，百合60克
- **调料**：盐3克，鸡粉、水淀粉、芝麻油、食用油各适量
- **做法**：

①去皮洗净的洋葱切小块；洗净去皮的莴笋切成片。
②锅中注入适量清水烧开，放入莴笋片、百合，煮至食材断生后捞出，沥干水分，备用。
③用油起锅，放入洋葱块，炒香；再放入莴笋片和百合，炒匀；加入盐、鸡粉，炒匀调味；倒入水淀粉勾芡，淋入少许芝麻油，快速翻炒至食材熟软、入味即可。

- **用法**：佐餐食用。

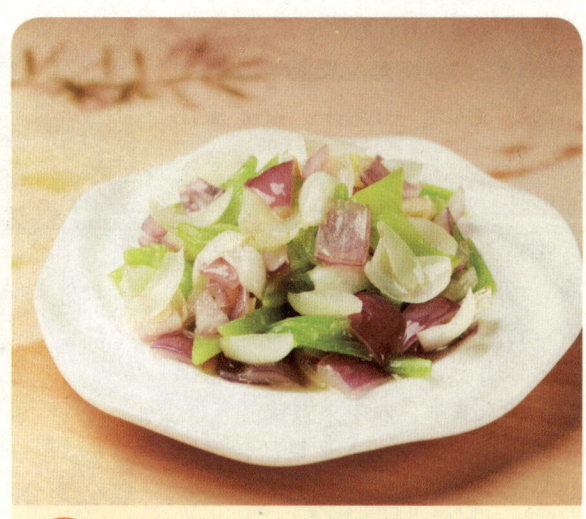

功效 本品养阴益气，清心安神，润肺止咳，适宜肺脓肿患者食用。

小白菜炒黄豆芽

- **原料**：小白菜120克，黄豆芽70克，红椒25克，蒜末、葱段各少许
- **调料**：盐2克，鸡粉2克，水淀粉、食用油各适量
- **做法**：

①洗净的小白菜切成段；洗好的红椒切成丝。
②用油起锅，放入蒜末爆香；放入黄豆芽，翻炒匀；放入小白菜、红椒，炒匀，炒至熟软。
③加入适量盐、鸡粉，炒匀调味；放入少许葱段，倒入适量水淀粉，拌炒均匀，炒出葱香味即可。

- **用法**：佐餐食用。

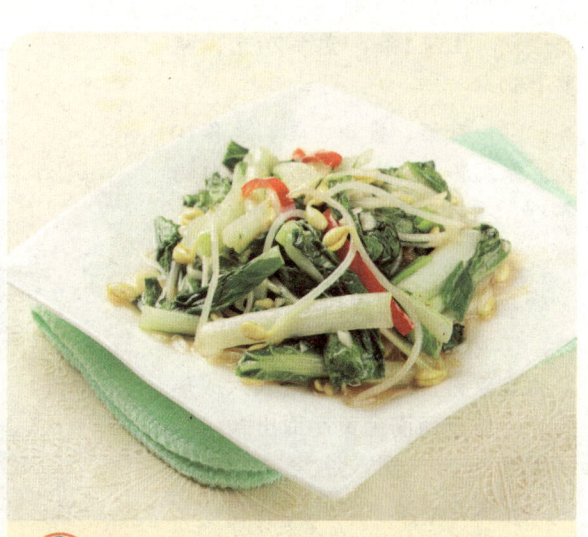

功效 本品化痰止咳，健脾和胃，适用于呕逆少食、肺热咳嗽等症。

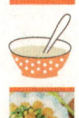

Part4 肺脓肿

肺病中医食养方

冬瓜鱼片汤

- 原料：鲷鱼100克，冬瓜150克，黄连5克，知母5克，酸枣仁15克
- 调料：清水750毫升，嫩姜丝10克，盐3克
- 做法：
  ① 鲷鱼杀洗净，切片；冬瓜去皮洗净，切片；将全部药材放入棉布袋，备用。
  ② 将以上全部材料与嫩姜丝放入锅中，加入清水，以中火煮沸。
  ③ 取出棉布袋，加入适量盐，搅拌均匀后关火即可。
- 用法：佐餐食用。

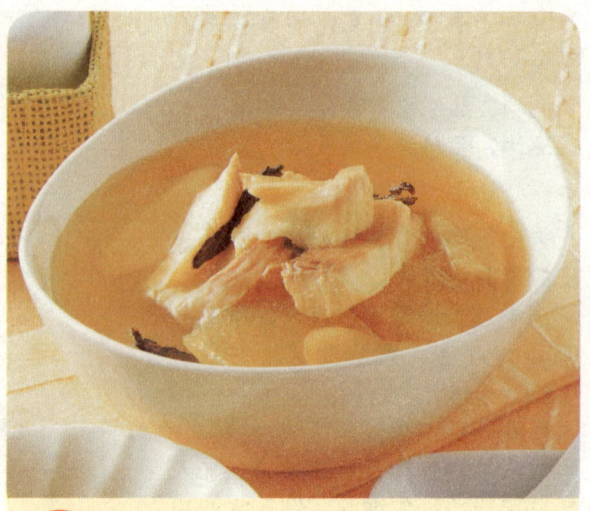

功效 本品利水化湿，除烦止渴，适用于心胸烦热、小便不利等症。

党参生鱼汤

- 原料：生鱼1条，党参20克，胡萝卜50克
- 调料：料酒、酱油、姜、葱各10克，香菜30克，盐5克，味精、白糖各3克，香油50毫升，鲜汤200毫升
- 做法：
  ① 党参润透，切成段；胡萝卜洗净，切成块；香菜洗净，切成段。
  ② 生鱼宰杀洗净切段，放入六成热的油中煎至两面金黄后取出备用。
  ③ 锅置火上，倒入油烧热，放入姜、葱爆香；放入生鱼、料酒、党参、胡萝卜、鲜汤及调味料烧开，放入盘中，撒香菜段即成。
- 用法：佐餐食用。

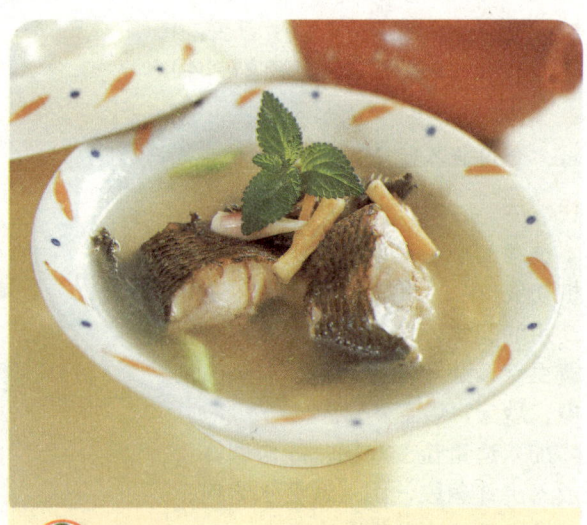

功效 本品补中益气，健脾益肺，适合肺气不足、气虚体弱等患者食用。

莲藕菱角排骨汤

●**原料**：莲藕、菱角各300克，胡萝卜80克，排骨600克

●**调料**：盐8克，白醋10毫升

●**做法**：

① 排骨斩段，入沸水中焯烫，捞出再洗净；莲藕削皮，洗净，切块；胡萝卜洗净，切块。

② 菱角入开水中焯烫，捞起，剥净外表皮膜。

③ 将排骨、莲藕、胡萝卜、菱角放入锅内，加水盖过材料，加入醋，以大火煮开，转小火炖40分钟，加盐调味即可。

●**用法**：佐餐食用。

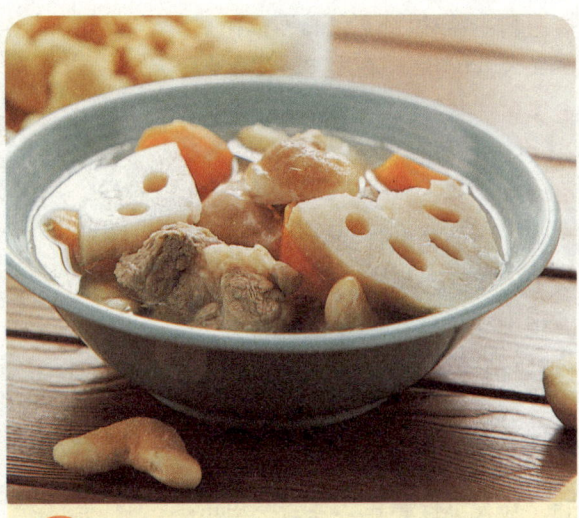

功效：本品利尿通乳，补益脾胃，适用于虚劳咳嗽、虚烦口渴等症。

当归牛尾虫草汤

●**原料**：牛尾1条，当归30克，瘦肉100克，虫草3克

●**调料**：盐、味精各适量

●**做法**：

① 牛尾洗净，砍成小段；当归洗净；红枣泡发。

② 油锅烧热，放入牛尾爆炒3分钟后，捞出，装入砂锅中，放入当归、红枣和适量清水，以大火煮开，再转小火慢煲；汤好时，加盐、味精调味即可。

●**用法**：佐餐食用。

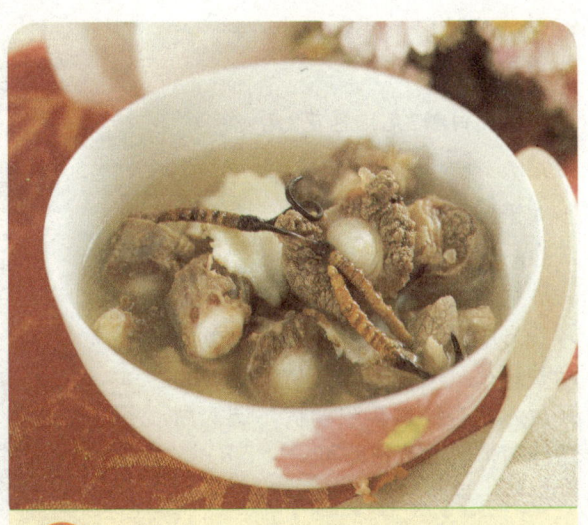

功效：本品活血补血，调经止痛，润燥滑肠，适宜肺脓肿患者食用。

肺病中医食养方

杏仁猪肺粥

● 原料：猪肺150克，北杏仁10克，水发大米100克，姜片、葱花各少许

● 调料：盐3克，鸡粉2克，芝麻油2毫升，料酒3毫升，胡椒粉适量

● 做法：
① 将洗净的猪肺切成小块，放入清水中，加盐，抓洗干净。
② 锅中注水烧开，加入料酒，放入猪肺，煮1分30秒，捞出备用。
③ 砂锅中注水烧开，放入洗好的北杏仁、大米，搅匀，烧开后用小火煮30分钟，至大米熟软；放入猪肺，放入少许姜片，拌匀，用小火续煮20分钟，至食材熟透，加盐、鸡粉、胡椒粉调味，撒葱花即可。

● 用法：佐餐食用。

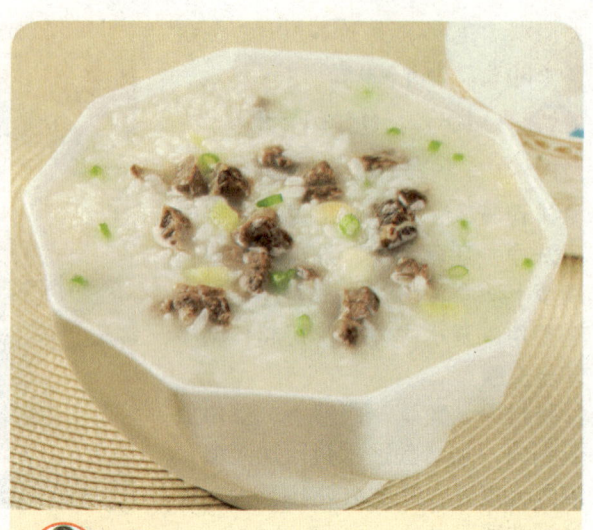

功效 本品利水化湿，除烦止渴，适合肺脓肿患者食用。

薏米杏仁粥

● 原料：薏米、南杏仁各50克，大米120克

● 调料：白糖3克，葱花8克

● 做法：
① 大米、薏米均泡发洗净；南杏仁洗净。
② 砂锅置火上，倒入适量清水，放入泡好的大米、薏米，以大火煮至米粒开花。
③ 放入南杏仁煮至浓稠状，调入白糖拌匀，撒上葱花即可。

● 用法：早晚分服。

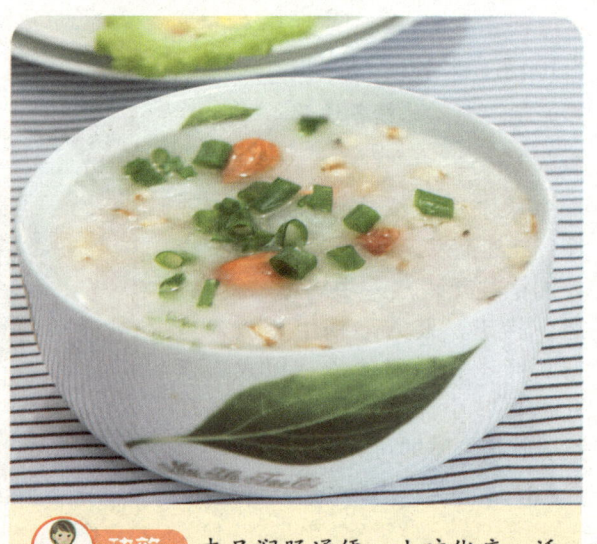

功效 本品润肠通便，止咳化痰，适用于脾虚泄泻、肠痈、肺脓肿等症。

党参百合冰糖粥

●原料：党参、百合各20克，大米100克

●调料：冰糖8克，葱花适量

●做法：

①党参洗净，切成小段；百合洗净；大米洗净，浸泡。

②砂锅置火上，注入适量清水后，放入泡发好的大米，用大火煮至米粒开花。

③放入党参、百合，小火煮至粥成闻见香味时，放入冰糖，搅拌至溶化，撒入葱花即可。

●用法：早晚分食。

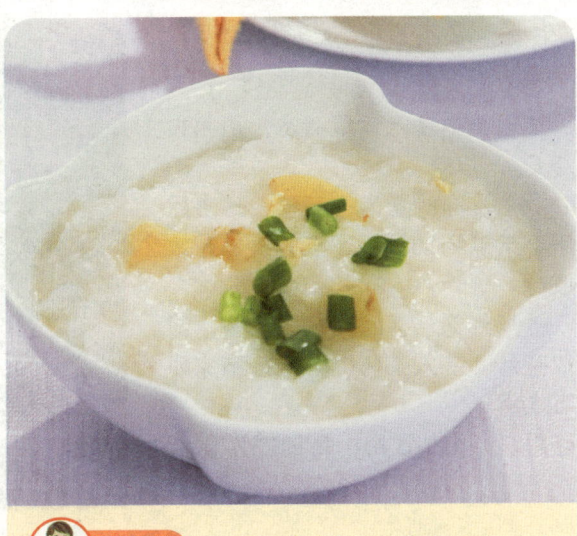

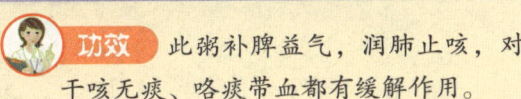 此粥补脾益气，润肺止咳，对干咳无痰、咯痰带血都有缓解作用。

红豆枇杷粥

●原料：红豆80克，枇杷叶15克，大米100克

●调料：盐2克

●做法：

①大米用清水洗净，泡发；枇杷叶刷洗净绒毛，切丝；红豆洗净，泡发，备用。

②砂锅置火上，倒入适量清水，放入泡好的大米、红豆，以大火煮至米粒开花。

③放入枇杷叶，再转小火煮至粥呈浓稠状，调入盐拌匀即可。

●用法：早晚分食。

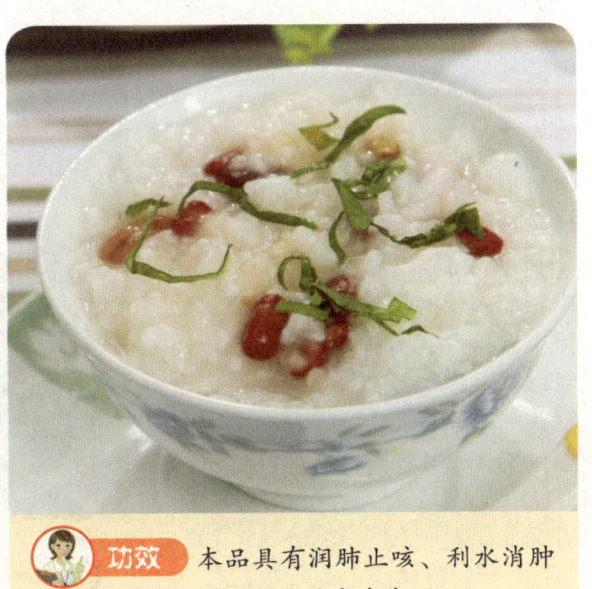

本品具有润肺止咳、利水消肿的功效，适宜肺脓肿患者食用。

肺脓肿的主要症状

肺脓肿是由多种病原菌引起的肺部化脓性感染，其主要症状有以下几种：①畏寒。②高热，体温达到39~40℃。③咳嗽，咳黏液痰或黏液脓性痰。④胸痛。⑤气急。⑥食欲减退。⑦精神不振，全身乏力。⑧贫血，消瘦。

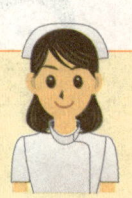

肺脓肿的类型

肺脓肿早期为化脓性炎症，继而坏死形成脓肿。根据感染途径，肺脓肿可分为以下类型：

吸入性肺脓肿

当出现意识障碍，如药物过量、麻醉、醉酒、脑血管发生意外时，或由于受寒、极度疲劳等诱因，气道防御清除功能和全身免疫力降低，吸入的病原菌可导致吸入性肺脓肿。

继发性肺脓肿

某些细菌性肺炎(如金黄色葡萄球菌、肺炎克雷伯杆菌等)、支气管扩张、支气管囊肿、支气管肺癌、肺结核空洞等疾病可继发肺脓肿。

血源性肺脓肿

因皮肤外伤感染、疖、痈等所致的感染中毒症，菌栓经血行播散到肺，引起小血管栓塞、炎症和坏死而形成肺脓肿。致病菌以金黄色葡萄球菌为常见。

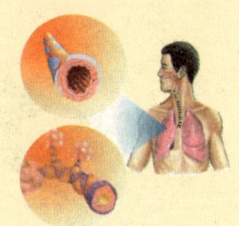

易发肺脓肿的人群

有研究表明，以下人群是肺脓肿易发人群：①有口腔疾患，如牙龈发炎者。②上呼吸道手术者。③食管病变者。④酗酒、受凉、淋雨、过度疲劳者。⑤免疫功能低下者。⑥长期口服激素者。⑦其他部位有化脓性感染者。

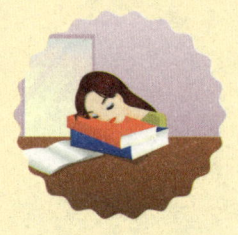

调养肺脓肿的药茶

薏米芦根饮

- **原料**：薏米40克，芦根15克
- **做法**：
①往砂锅中注入适量清水，用大火烧开。
②放入洗净的薏米、芦根，煮沸后用小火煮约15分钟，至其析出有效成分。
③拌煮片刻，盛出煮好的药茶，滤取茶汁，装入茶杯中，待茶稍凉即可饮用。
- **用法**：代茶饮用，每日1剂。

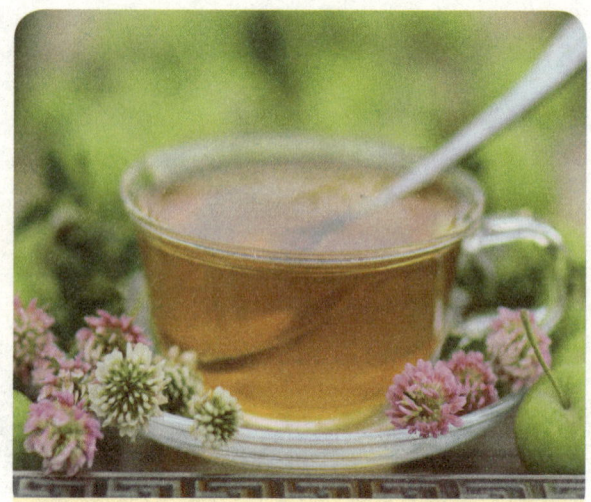

功效 本品利水化湿、清热生津，适用于肺热咳嗽、呕哕烦渴等症。

罗汉果胖大海茶

- **原料**：罗汉果1个，胖大海5个
- **调料**：冰糖适量
- **做法**：
①将罗汉果洗净后，拍碎；胖大海洗净，备用。
②将胖大海与罗汉果一起放入锅中，加入1500毫升水，大火煮沸后用小火再煮20分钟，滤渣；加入适量冰糖，搅拌片刻，煮至冰糖完全溶化即可。
- **用法**：代茶饮用，每日1剂。

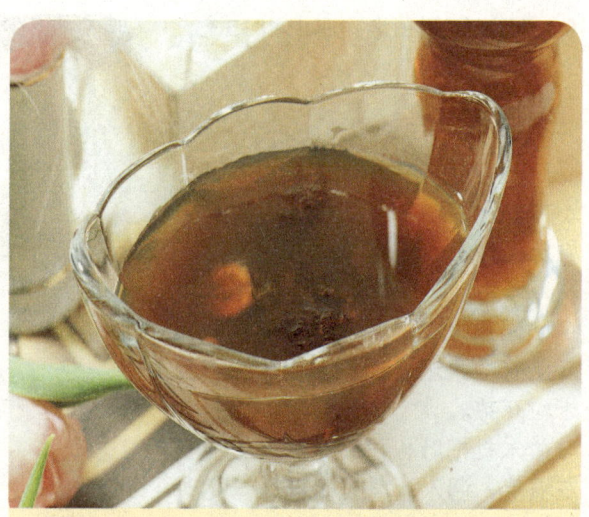

功效 本品润肺止咳，生津止渴，适用于肺燥咳嗽、暑热伤津、口渴等症。

北沙参保健茶

- **原料**：北沙参、丹参、何首乌各15克
- **调料**：白糖少许
- **做法**：

①将北沙参、丹参、何首乌分别冲洗一遍，备用。
②将以上药材放入砂锅中，加入水1000毫升，煎沸15分钟，将茶汁倒入茶杯中。
③加入适量白糖，搅拌均匀，至白糖溶化即可。

- **用法**：代茶饮用，每日1剂，分2次服。

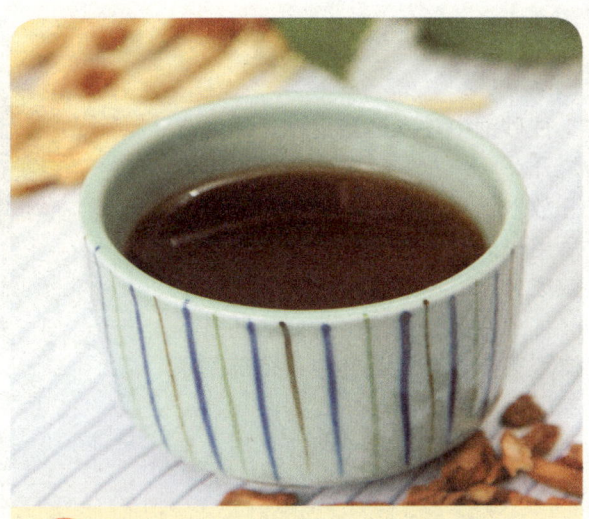

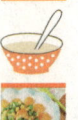
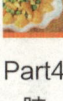

Part4 肺脓肿

功效 本品养阴清肺，祛痰止咳，主治肺燥干咳、热病伤津、口渴等症。

罗汉三宝茶

- **原料**：贡菊10朵，枸杞8粒，参片少许，蜜枣1颗，红茶包1包
- **做法**：

①将贡菊、枸杞、参片、蜜枣分别用清水洗净，备用。
②将贡菊、枸杞、参片、蜜枣、红茶包、冰糖一起放入砂锅中，加入适量清水，大火煮沸后转小火煲20分钟，关火。
③将煮好的茶盛出，装入杯中，待稍凉即可饮用。

- **用法**：代茶饮用，每日1剂。

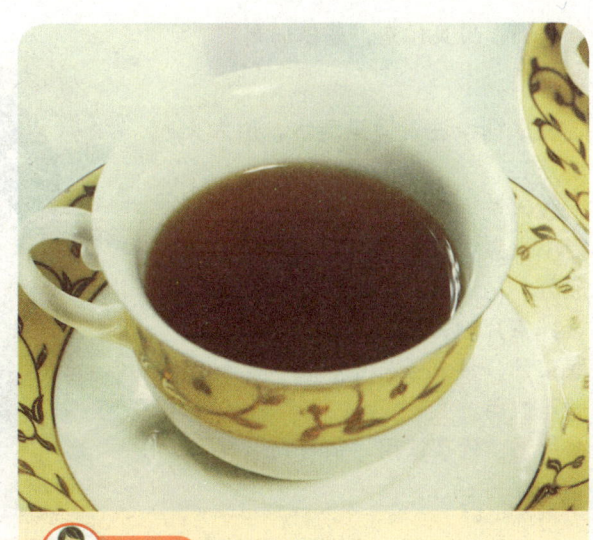

功效 本品清肝明目，补肝益肾，适宜肺脓肿患者饮用。

肺病中医食养方

金银花甘草茶

● **原料**：金银花5克，甘草5克

● **做法**：

① 往砂锅中注入适量清水，用大火烧开。

② 放入洗净的金银花、甘草，煮沸后用小火煮约15分钟，至其析出有效成分。

③ 拌煮片刻，再盛出煮好的药茶，滤取茶汁，装入茶杯中，待药茶稍凉即可饮用。

● **用法**：代茶饮用，每日1剂，早晚分服。

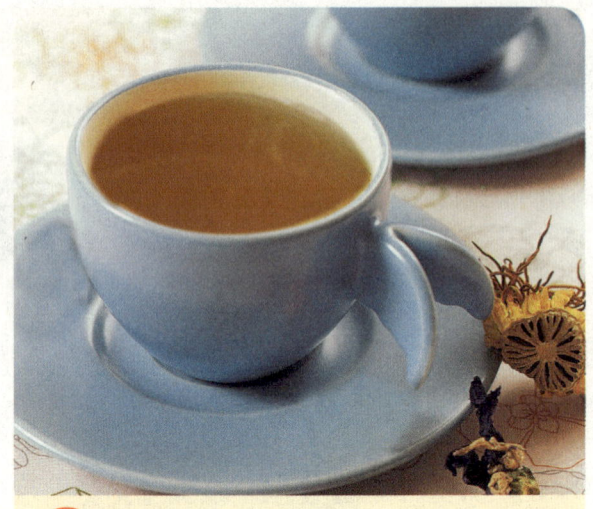

功效 本品清热解毒，抗炎，适用于炎症感染、咳嗽痰多等症。

川贝茅根茶

● **原料**：川贝10克，茅根15克

● **做法**：

① 往砂锅中注入适量清水，用大火烧开。

② 放入洗净的川贝、茅根，煮沸后用小火煮约15分钟，至其析出有效成分。

③ 拌煮片刻，盛出煮好的药茶，滤取茶汁，装入茶杯中，待药茶稍凉即可饮用。

● **用法**：代茶饮用，每日1剂。

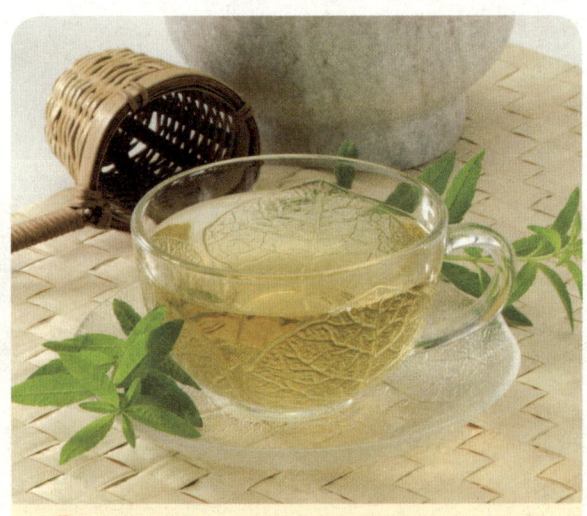

功效 本品凉血止血，清热解毒，适用于支气管扩张、肺脓肿等症的治疗。

Part 5 肺结核

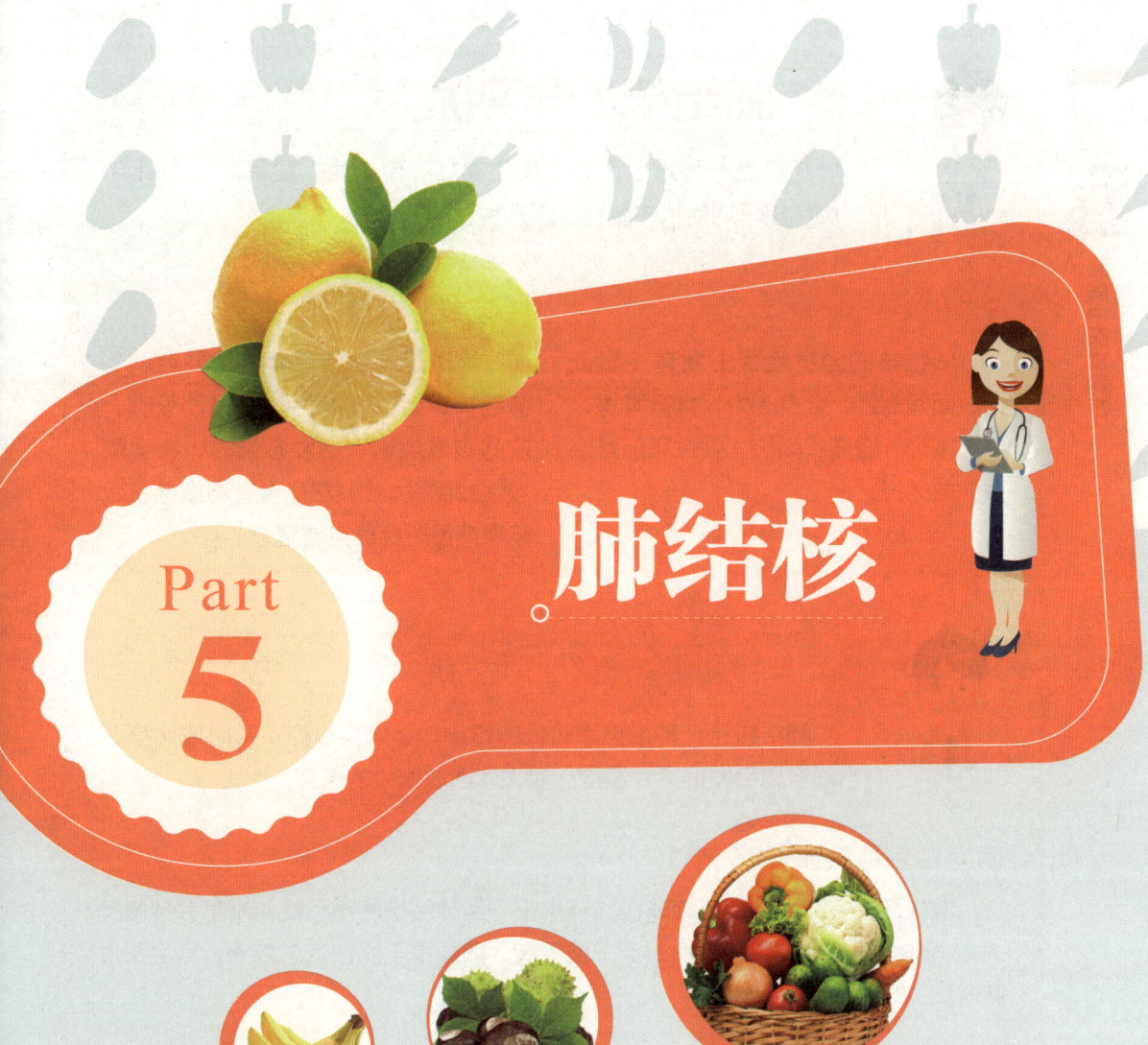

　　肺结核是由结核分枝杆菌引发的肺部感染性疾病,健康人感染结核菌并不一定发病,只有在免疫力下降时才发病。世界卫生组织统计表明,全世界每年发生结核病800万~1000万例,每年约有300万人死于结核病。我国是世界上结核病流行最严重的国家之一。
　　本章介绍肺结核的症状、病因、易感人群、危害、类型;列举了适合肺结核患者的食疗药膳和调理药茶。希望这些内容能够对肺结核患者的康复起到一定的作用。

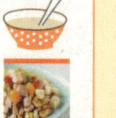

肺病中医食养方

肺结核的早期症状

肺结核是一种难以治愈、死亡率高的传染病，要早发现、早治疗。肺结核早期症状主要有以下几种：

全身症状

肺结核的全身症状主要有午后低热、面颊潮红、全身乏力、食欲减退、体重减轻、盗汗、高热，女性可能月经失调或闭经。

呼吸系统症状

咳嗽是肺结核患者的主要症状。肺结核患者的咳嗽为长期慢性咳嗽，夜间咳嗽加剧。继发感染时，痰呈黏液性或脓性。约1/3患者有咯血症状，咯血严重时会休克或窒息。

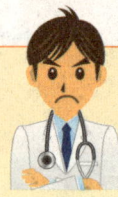

肺结核的危害

肺结核是一种治愈率较低的传染病，如果治疗不及时或治疗不当很容易引发很多并发症，对人体造成很大的伤害。

诱发自发性气胸或脓气胸

慢性纤维空洞型肺结核与非慢性纤维空洞型肺结核的硬结灶，常常会伴随肺大疱。肺大疱一旦破裂就会引起自发性气胸。如果是干酪性空洞破溃，则会引发脓气胸。

诱发结核性支气管扩张和咯血

有研究表明，有60%以上的肺结核患者可能会由于纤维化而使病变部位发生轻重不等的支气管扩张、扭曲和狭窄。支气管扩张会引发感染而导致咯血。如果是慢纤洞型空洞壁血管瘤破裂，就会产生致命性的咯血，这是该病的重要死因之一。

诱发肺心病和心肺功能衰竭

肺结核患者肺组织遭到严重破坏后，人体免疫功能和抗菌能力下降，导致肺心病和心肺功能衰竭。心肺功能衰竭是导致肺结核死亡的重要原因。

并发肺外结核

人体免疫力降低时，结核菌就会经过淋巴和血液散播到全身。常见的并发肺外结核部位有脑膜、骨关节、泌尿生殖道、腹盆腔和淋巴结核等。

诱发肺结核的因素

能引起肺结核的主要有人型结核菌和牛分枝杆菌,以人型结核菌为主。结核菌由呼吸道的分泌物排出,随灰尘飞扬传播。患者咳嗽、打喷嚏都会污染空气。牛分枝杆菌株主要通过牛的乳汁传染给人类。

易发肺结核的人群

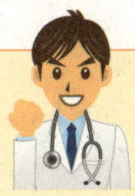

有研究表明,下面的人群是肺结核易发人群:①儿童(0~4岁)、青春期女性和老年人。②居住在人口密集,阳光、通风和卫生条件较差的地方的人。③特殊职业者,如与结核传染病源有密切接触的医务人员、粉尘环境工作人员等。④进入结核病流行区域的未感染者。

肺结核的类型

根据肺结核发生发展的演变过程,可以大致将肺结核划分为以下五个类型:

原发型肺结核(Ⅰ型)

原发型肺结核为结核菌初次感染在肺内的病变,多见于儿童。原发感染是在机体既无变态反应又无获得性免疫力的情况下发生的。

血行播散型肺结核(Ⅱ型)

血行播散型肺结核分为急性、亚急性和慢性血行播散型肺结核。常由原发型肺结核发展而来,但也可继发于肺内或肺外结核。

浸润型肺结核(Ⅲ型)

浸润型肺结核多见于成人,是最常见的继发性肺结核。浸润型肺结核多为内源性感染,即原发感染经血行播散至肺潜伏下来的结核菌。病灶多位于锁骨下或肺尖。

慢性纤维空洞型肺结核(Ⅳ型)

慢性纤维空洞型肺结核多数是浸润型肺结核发展恶化的结果。病程长,病情的好转与恶化、空洞的形成与纤维修补交替出现,病灶广泛纤维化。这类病人经常大量排菌,是重要的传染源。

结核性胸膜炎(Ⅴ型)

结核性胸膜炎是临床上已经排除了其他原因的胸膜炎,包括结核性脓胸。

肺结核调理食谱

茯苓山楂炒肉丁

- 原料：猪瘦肉250克，山楂片100克，茯苓适量，葱姜汁适量
- 调料：盐、味精、绍酒、水淀粉、食物油各适量
- 做法：

①猪瘦肉切薄片，加葱姜汁、精盐、味精、绍酒、水淀粉，拌匀上浆；山楂片部分煎成浓缩山楂汁；茯苓放入锅中煎水，取汁。

②锅上火放油烧热，倒入肉片滑油捞出；锅留底油烧热，投入山楂片煸炒；加盐、味精、绍酒、山楂汁、茯苓汁烧沸，水淀粉勾芡，倒入肉片翻炒均匀，起锅装盘即可。

- 用法：佐餐食用。

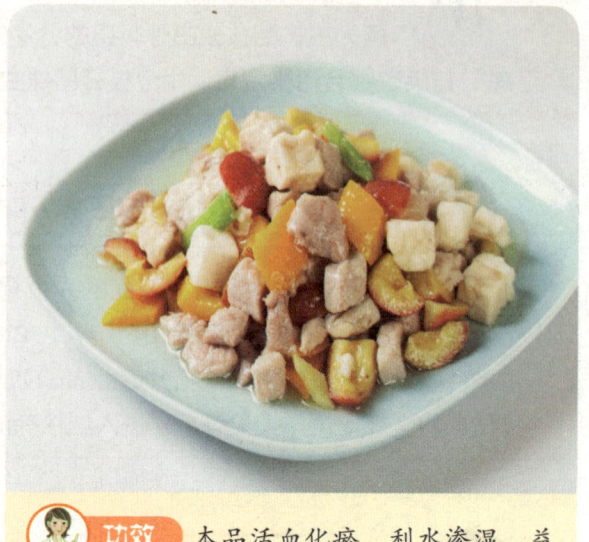

功效：本品活血化瘀，利水渗湿，益脾和胃，适宜肺结核患者食用。

奶白菜炒山木耳

- 原料：奶白菜250克，山木耳40克，红椒100克
- 调料：盐4克，味精2克
- 做法：

①奶白菜洗净切段；山木耳泡发，洗净切块；红椒去籽，洗净切片。

②锅中倒油烧热，放山木耳和红椒翻炒，放入奶白菜，快速翻炒。

③加入适量盐、味精，炒至入味，盛出装盘即可。

- 用法：佐餐食用。

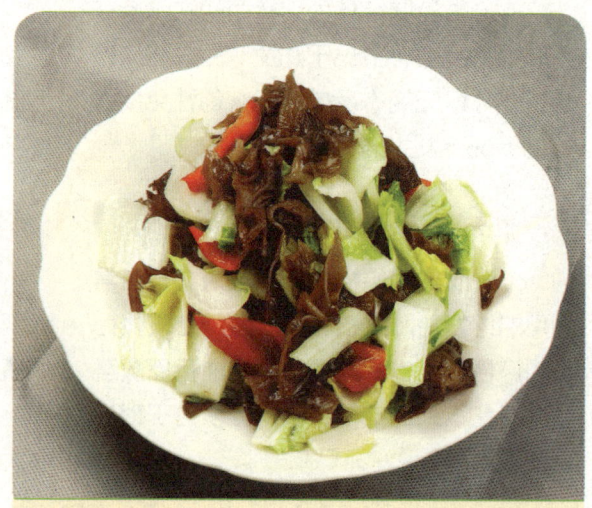

功效：本品清热除烦，解渴利尿，通利肠胃，适宜肺结核患者食用。

🍴 鸡蛋银耳浆

●**原料：** 鸡蛋1个，银耳50克，豆浆500毫升

●**调料：** 白糖适量

●**做法：**

①鸡蛋打在碗内搅匀；银耳放入清水中泡开。

②砂锅洗净，置于火上，注入适量清水，将银耳与豆浆一起放入锅中，大火煮沸后，转小火煮至熟烂。

③煮好后倒入鸡蛋液，再加适量白糖，搅拌均匀即可。

●**用法：** 早餐食用。

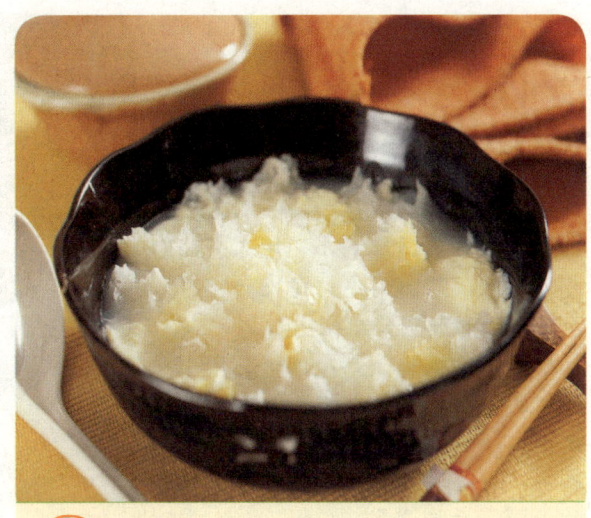

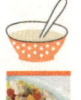

Part5 肺结核

功效 本品润肺止咳，同时能增强人体的免疫力，适合肺结核患者食用。

🍴 百部杏仁炖木瓜

●**原料：** 百部10克，杏仁15克，陈皮5克，木瓜100克

●**调料：** 冰糖适量

●**做法：**

①木瓜洗净去皮，切成小块；百部、杏仁、陈皮分别洗净。

②砂锅置火上，放入百部，加入适量清水，煎煮成汁，盛出备用。

③取一炖盅，放入药汁，加入适量清水，放入杏仁、陈皮、木瓜块，放入烧热的锅中，隔水炖1小时，加入冰糖调味即可。

●**用法：** 作为甜品食用。

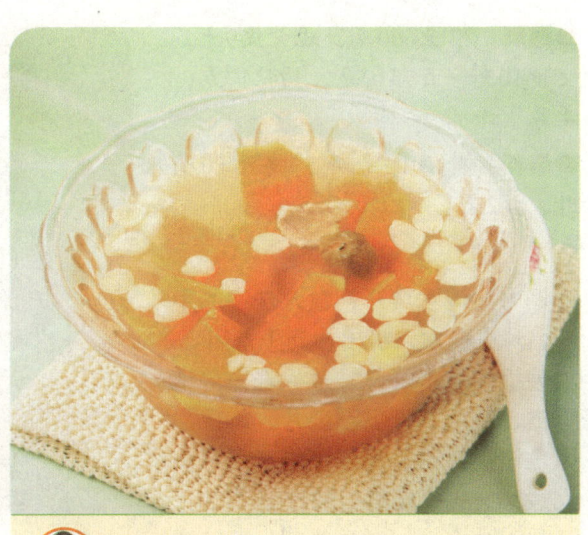

功效 本品有止咳，润肺平喘，生津开胃的功效，适用于燥咳、虚劳咳嗽等症。

肺病中医食养方

茯苓雪梨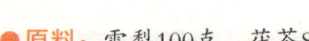

- 原料：雪梨100克，茯苓8克
- 调料：冰糖30克
- 做法：

①洗好的雪梨去皮，切瓣，去核，再切成小块，备用。
②砂锅中注入适量清水，用大火烧开，放入茯苓，用小火煮15分钟，至其析出有效成分，捞出。
③放入雪梨，加入适量冰糖，用小火续煮2分钟，至冰糖完全溶化即可食用。

- 用法：早晚分食。

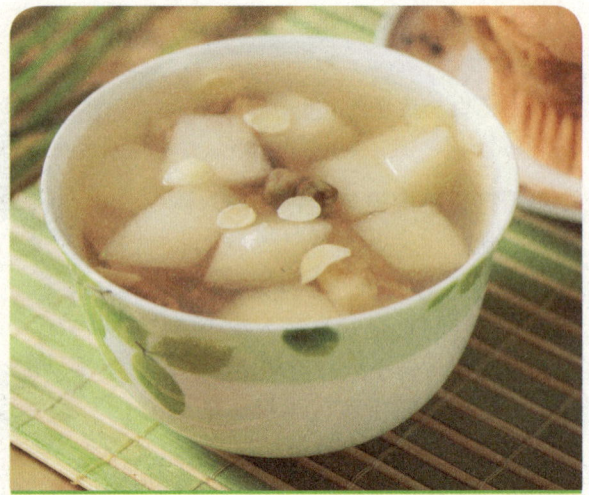

功效 本品润肺清燥，止咳化痰，对上呼吸道感染的患者有良效。

甲鱼百部汤

- 原料：甲鱼600克，地骨皮9克，生地10克，百部10克，枸杞10克，姜片少许
- 调料：料酒16毫升，鸡汁10毫升，盐2克
- 做法：

①锅中注清水烧开，放入洗净的甲鱼，焯去血水，捞出，沥干备用。
②砂锅中清水烧开，放入洗净的地骨皮、生地、百部、姜片、枸杞、甲鱼块、料酒、鸡汁，烧开后用小火煮30分钟，至食材熟透。
③放入少许盐，搅拌片刻，使味道均匀即可。

- 用法：佐餐食用。

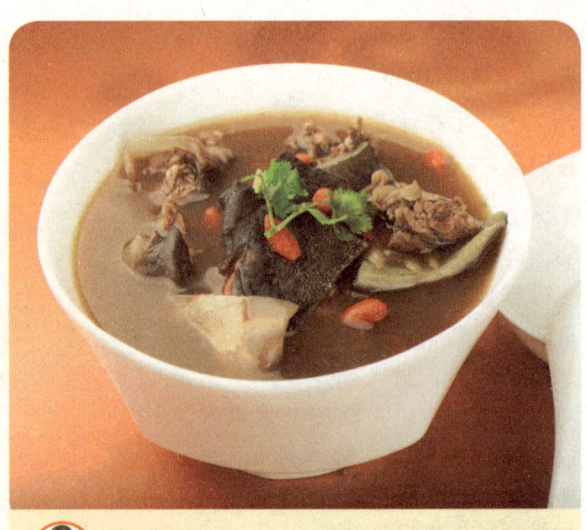

功效 本品润肺止咳，平肝熄风，适用于新久咳嗽、肺痨咳嗽等症。

茅根猪肺汤

- **原料**：鲜白茅根200克，猪肺1副，雪梨块适量
- **调料**：盐适量
- **做法**：

①猪肺洗净切块，放入沸水中焯烫片刻，焯去血水，捞起冲洗干净，沥干备用。
②白茅根洗净，切成小段。
③砂锅内注入适量清水，放入焯烫好的猪肺和切好的白茅根、雪梨块，大火煮至沸腾，改小火煮2小时，加盐调味即可。

- **用法**：佐餐食用。

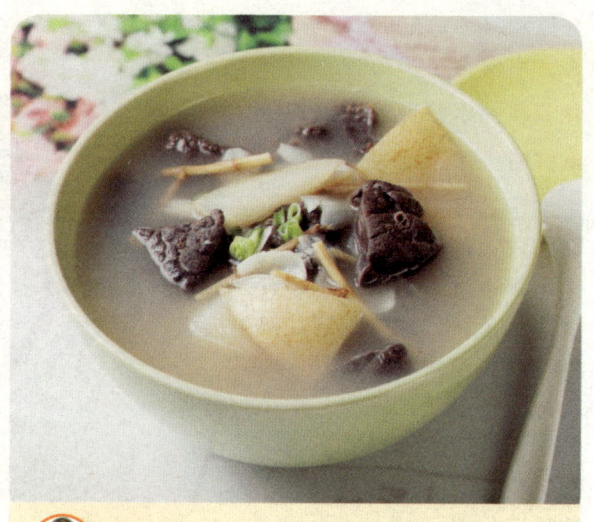

功效 本品滋润肺燥，清化热痰，适用于干咳无痰或痰中带血等症。

茯苓胡萝卜鸡汤

- **原料**：鸡肉500克，胡萝卜100克，茯苓10克，生姜适量
- **调料**：盐适量
- **做法**：

①鸡肉切成小块，焯水后备用；胡萝卜洗净去皮，切成小块。
②砂锅中加入适量清水，放入鸡肉、茯苓、生姜片，大火煮开，撇去表面的浮沫；放入胡萝卜，转小火煮30分钟；加入适量的盐，搅拌至入味即可。

- **用法**：佐餐食用。

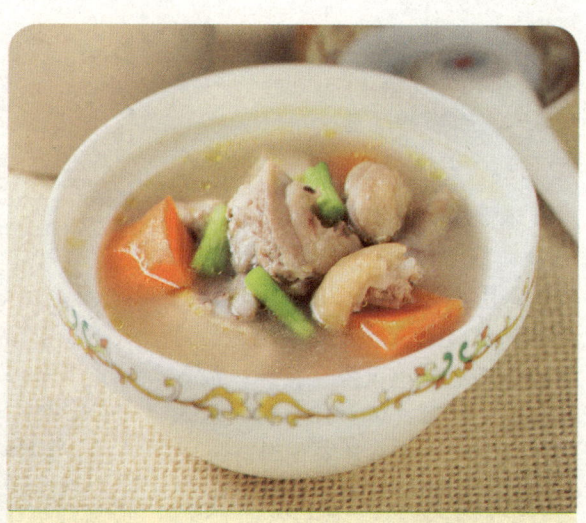

功效 本品利水渗湿，益脾和胃，适合肺结核患者食用。

肺病中医食养方

冬瓜银耳莲子汤

- 原料：冬瓜300克，水发银耳100克，水发莲子90克
- 调料：冰糖30克
- 做法：
① 洗净的冬瓜切成丁；洗好的银耳切小块，备用。
② 砂锅中注入适量清水烧开，放入洗净的莲子，加入银耳，用小火煮20分钟，至食材熟软。
③ 放入冬瓜丁，拌匀，用小火再煮15分钟，至冬瓜熟软；放入冰糖，搅拌均匀，用小火续煮5分钟，至冰糖溶化即可。
- 用法：佐餐食用或直接食用，每日1次。

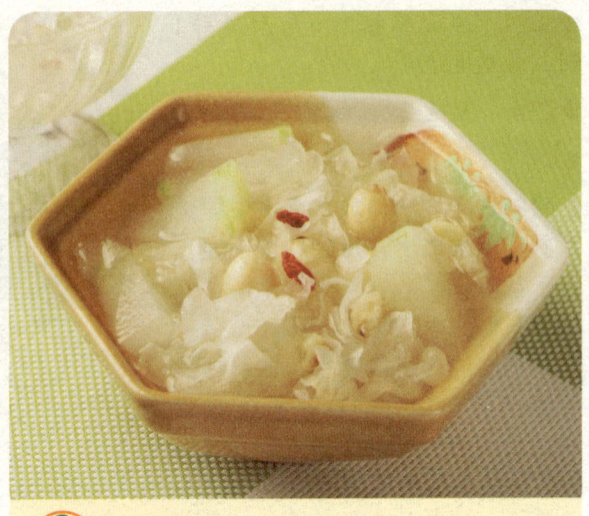

功效 本品润肺止咳，清热化痰，对老年慢性支气管炎、肺结核均有疗效。

桂圆阿胶红枣粥

- 原料：桂圆20克，阿胶10克，红枣5枚，粳米80克
- 调料：白砂糖适量
- 做法：
① 粳米洗净，浸泡半小时；桂圆肉洗净；红枣洗净，去核；阿胶捣碎，备用。
② 砂锅置火上，放入粳米、适量清水，煮沸后转小火煮至将熟；放入桂圆肉、红枣，续煮10分钟；放入捣碎的阿胶，煮至其溶化即可。
- 用法：早晚分服。

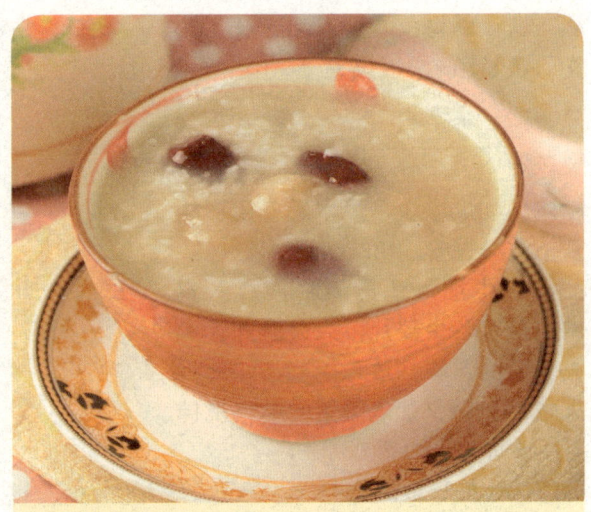

功效 本品补血止血，养心安神，适合肺结核患者调养之用。

糯米桂圆红糖粥

- 原料：糯米100克，桂圆20克
- 调料：红糖适量
- 做法：

①糯米洗净，浸泡半小时；桂圆肉洗净，备用。
②砂锅置火上，放入糯米，加入适量清水，煮沸后放入桂圆肉，续煮至米粒熟透。
③放入红糖，搅拌均匀，至红糖完全溶化即可。

- 用法：早晚分食。

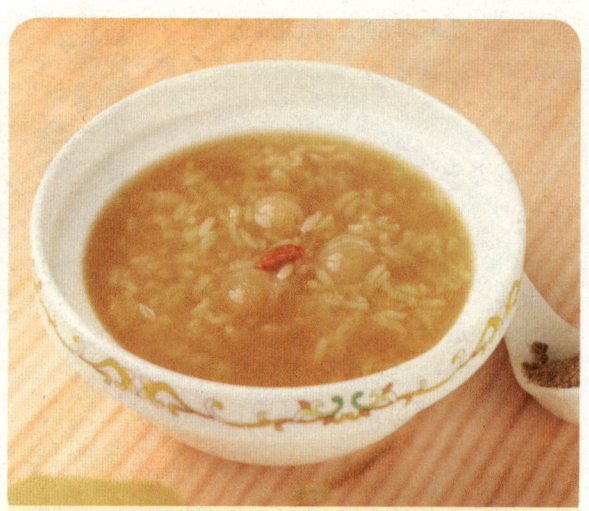

功效 本品补中益气、健脾暖胃，适用于肺结核患者。

人参鸡腿糯米粥

- 原料：鸡腿1只，生晒参20克，红枣15克，水发糯米150克，姜片、葱花各少许
- 调料：盐3克，鸡粉3克，生粉8克，料酒4毫升，食用油适量
- 做法：

①鸡腿去骨切块，装入碗中，放入调味料，腌渍至入味。
②砂锅中清水烧开，放入生晒参、红枣，小火炖煮10分钟，至其完全析出有效成分；放入糯米，用小火再炖煮30分钟，至米粒熟透。
③放入姜片、鸡腿肉、盐、鸡粉调味，搅匀使食材入味，撒葱花即可。

- 用法：早晚分食。

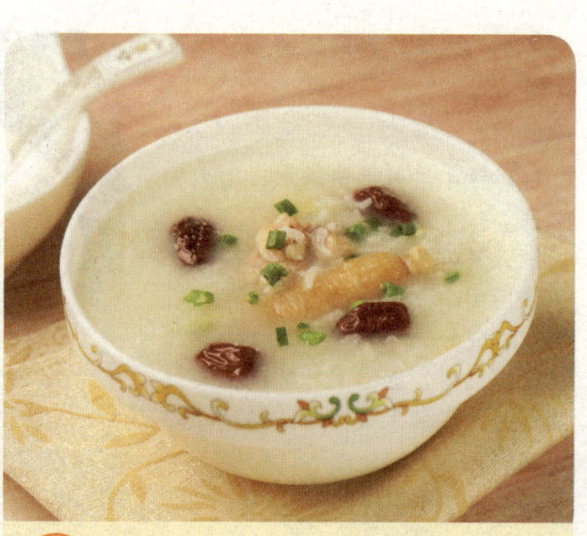

功效 本品补中益气，生津止渴，安神益智，适宜肺结核患者食用。

调养肺结核的药茶

夏枯草菊花茶

- 原料：夏枯草8克，菊花4克
- 调料：冰糖适量
- 做法：

①往砂锅中注入适量清水，用大火烧开。
②放入洗净的夏枯草和菊花，用勺搅拌开，用小火煮20分钟，至药材析出有效成分。
③加入冰糖，续煮至冰糖完全溶化；将茶水盛出，装入杯中，待稍凉即可饮用。

- 用法：代茶饮用，每日1剂。

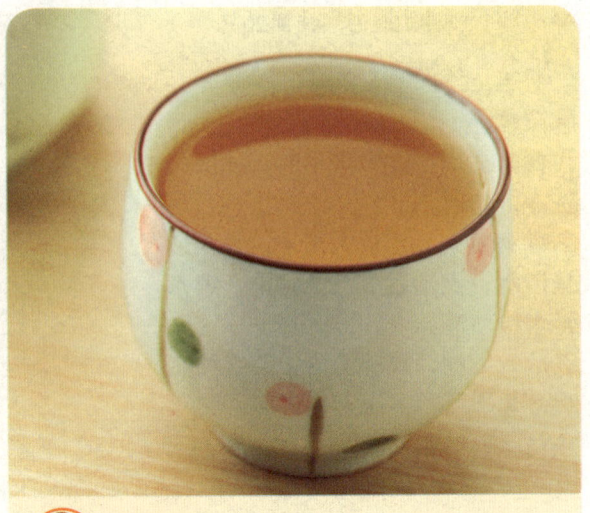

功效 本品清泄肝火，散结消肿，适用于淋巴结核、肺结核等症。

党参北芪茯苓茶

- 原料：党参、北芪各10克，茯苓5克
- 做法：

①往砂锅中注入适量清水，用大火烧开。
②放入洗好的党参、北芪、茯苓，煮沸后用小火煮约10分钟，至其析出有效成分。
③搅拌几下，盛出煮好的枸杞茶，滤取茶汁，装入茶杯中，待稍凉即可饮用。

- 用法：代茶饮用，每日1剂。

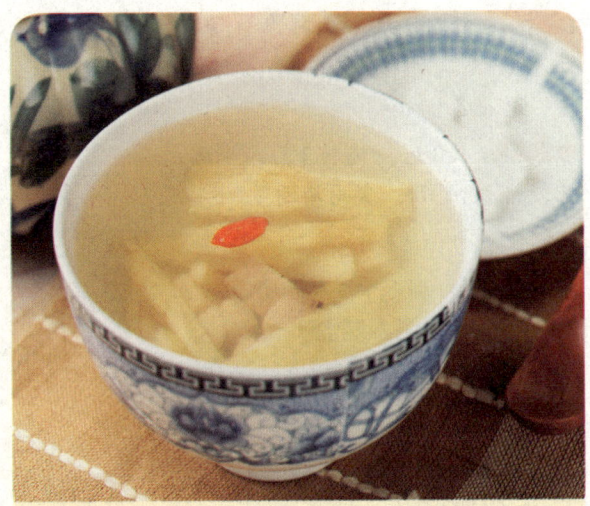

功效 本品利水渗湿，补中益气，宁心安神，适宜肺结核患者饮用。

人参茶

- **原料**：人参5克
- **做法**：
①往砂锅中注入适量清水，用大火烧开。
②放入洗净的人参，用小火煮15分钟，至其析出有效成分。
③用勺子略微搅动片刻，把煮好的人参茶盛出，装入杯中，待稍凉即可饮用。
- **用法**：代茶饮用，每日1剂。

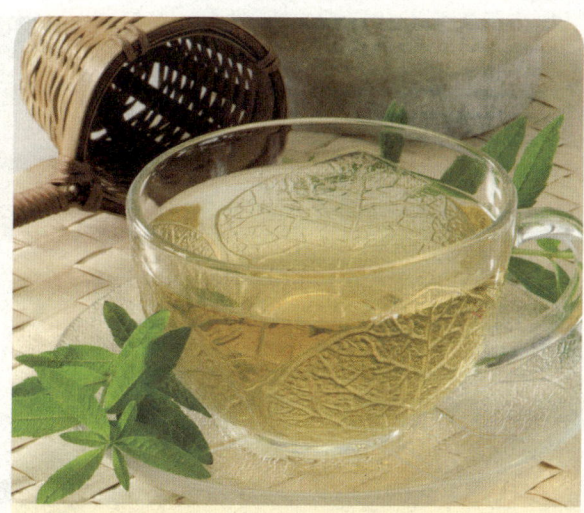

功效 本品复脉固脱，生津止渴，可改善气短喘促等肺气虚衰症状。

养阴润肺茶

- **原料**：百合10克，麦冬7.5克，生地4克，玄参4克，当归4克，贝母2克，白芍4克，甘草2克，桔梗2克
- **做法**：
①砂锅中注入1500毫升清水，用大火烧开，放入洗净的药材，煮沸后用小火煮约20分钟，至其析出有效成分。
②盛出煮好的茶，滤取茶汁，装入汤碗中即可。
- **用法**：代茶饮用，每日一剂，每周2~3次。

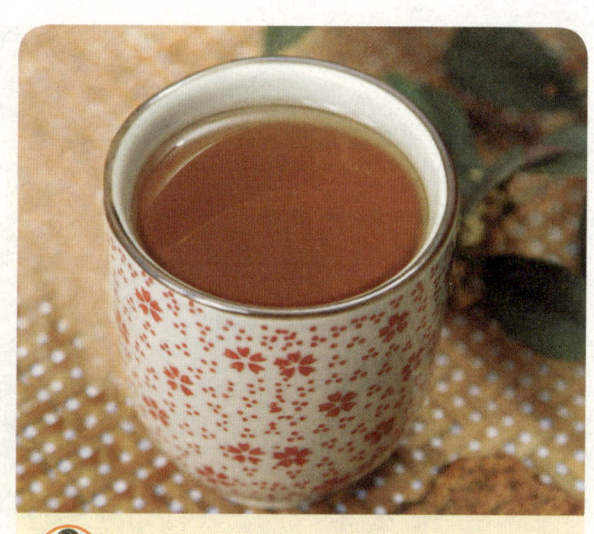

功效 本品养阴清热，润肺止咳，适用于风热袭肺或燥热伤肺等症。

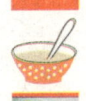

肺病中医食养方

🍵 百部茶

- **原料**：百部20克
- **调料**：红糖适量
- **做法**：

①将百部研成粉末状，放入一个干净的杯中，加入适量沸水冲泡，盖上杯盖焖10分钟。

②加入适量红糖，搅拌均匀，待红糖溶化即可。

- **用法**：代茶饮用，每日1剂，早晚分服。

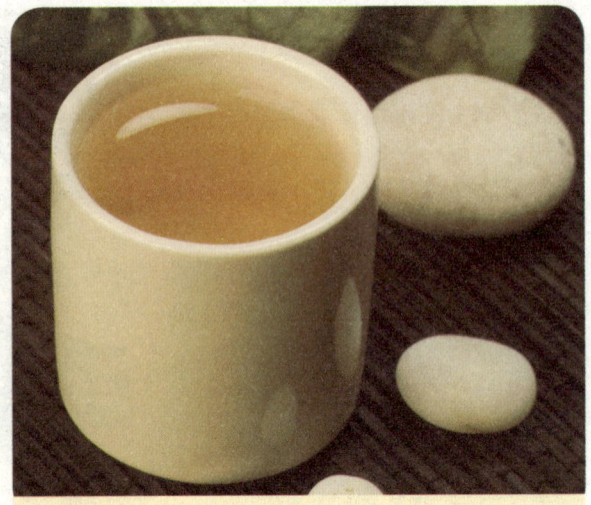

功效 本品润肺止咳，杀虫灭虱，适用于新久咳嗽、肺结核、百日咳等病症。

🍵 山药茶

- **原料**：山药120克
- **做法**：

①山药洗净，切成片状。

②砂锅置火上，加入适量清水，放入山药，煮至沸腾。

③加盖焖15分钟，关火，盛出药汁，放入杯中。

- **用法**：代茶温饮，每日1~2次，可早晚各1次。

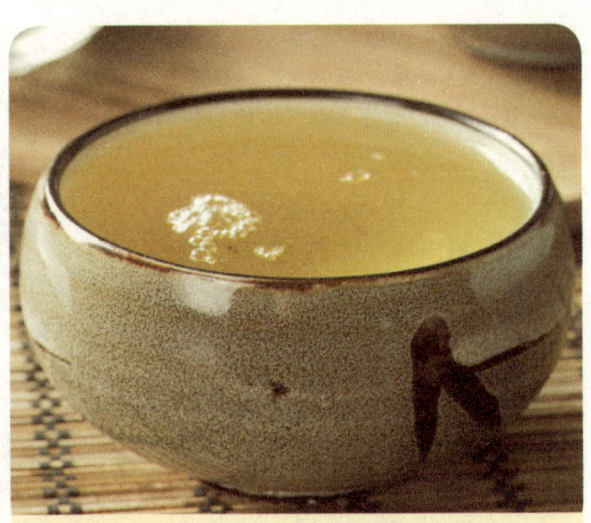

功效 本品健脾益胃，补中益气，适宜肺脾气虚、食少、消瘦者饮用。

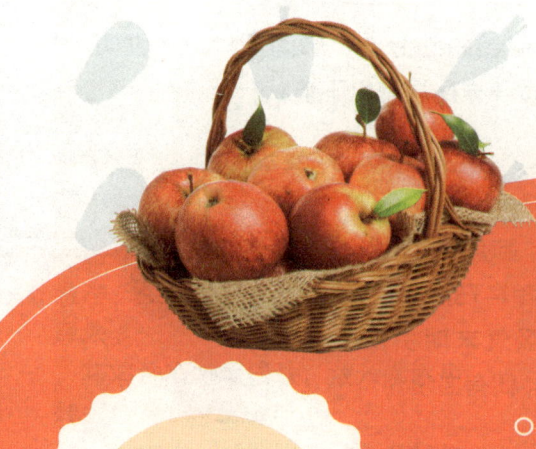
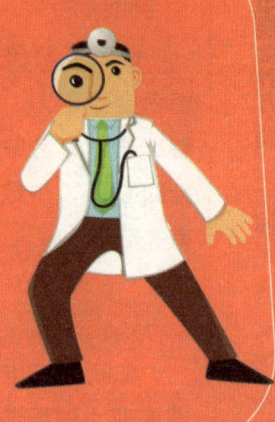

Part 6 肺间质纤维化

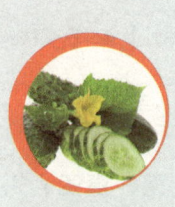
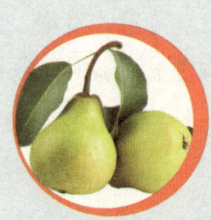
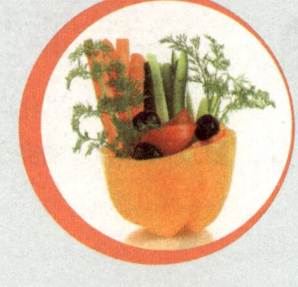

　　肺间质纤维化是由多种原因引起的肺间质的炎症性疾病，病变主要累及肺间质，也可累及肺泡上皮细胞和肺血管。本病在中医上属于"咳嗽""喘证"等范畴。
　　本章详细介绍肺间质纤维化的症状、诱发因素、易感人群、危害和类型几个方面，以便患者对肺间质纤维化形成比较全面的认识；推荐了适合肺间质纤维化患者食用的调理食谱和调理药茶。希望本章内容能够对肺间质纤维化患者的康复起到一定作用。

肺病中医食养方

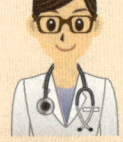

肺间质纤维化的症状

肺间质纤维化是多种原因引起的肺泡壁、肺间质的进行性炎症，最后导致肺纤维化。肺间质纤维化具有以下症状：

全身症状

肺间质纤维化患者全身乏力、消瘦、厌食，合并感染时发热，少数人有关节痛。

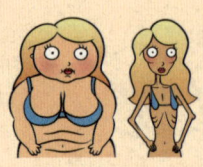

干咳、咯血

肺间质纤维化患者常在深吸气时或吸气末期引发干咳，偶有血痰。

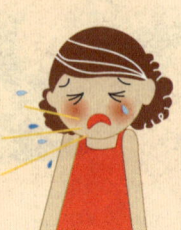

发病隐匿

肺间质纤维化患者通常发病较为隐匿，早期有活动后气促的现象，呼吸困难表现为进行性加重。

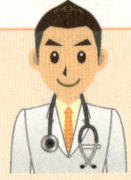

诱发肺间质纤维化的因素

肺间质纤维化以发病隐匿、发绀、杵状指为特征，多在40~50岁发病，男性稍多于女性。诱发肺间质纤维化的因素有以下几种：

环境因素

吸入无机粉尘，如石棉、滑石、铝、煤、铍、钡、铁等，以及烟尘、二氧化硫等有毒气体，或吸进有机粉尘，如发霉的干草、谷物等。

病毒细菌引起的感染

病毒、细菌、真菌、寄生虫等引起的反复感染，常会诱发或加重肺间质纤维化。

药物损伤

药物引起的肺损伤多种多样，肺间质纤维化是其中最常见的一种。药物诱发的慢性肺间质疾病通常不易察觉，有时很难发觉药物为病因。

放射线损伤

放射线治疗后，在放射野内的正常肺组织受到损伤而引起炎症反应，反应严峻时肺脏可能会发生严峻的纤维化。

易发肺间质纤维化的人群

有研究表明，以下人群是肺间质纤维化的易发人群：①免疫力低的老年人。②职业性粉尘和有害气体吸入者和吸烟者、养鸽者。③风湿免疫慢性病患者，包括系统性硬化症、多肌炎、皮肌炎、系统性红斑狼疮、类风湿性关节炎、混合结缔组织病等患者。④服用相关药物或进行相关治疗的患者，包括服用抗心律失常药、抗炎药物、抗惊厥药物、化疗药物、维生素的患者和进行放疗、氧中毒治疗的患者。

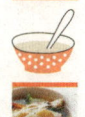

Part6 肺间质纤维化

肺间质纤维化的危害

据相关数据统计，肺间质纤维化的发病率近几年明显上升，对患者健康及心灵造成严重危害，已成为社会关注的一类严重疾病。

肺间质纤维化还有一个更为形象的名字叫作"蜂窝肺"，它目前是一个世界性的难题，患者的生存率非常低，5年生存率不到50%，10年生存率只有不到10%。肺间质纤维化的危害主要是引起慢性呼吸衰竭和慢性肺心病。

患上肺间质纤维化的注意事项

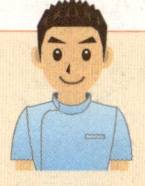

一旦患上肺间质纤维化，在生活中应多加注意，这里整理了几点注意事项，以供参考。

注意休息

要保证有足够的休息，还要注意保暖，避免受寒，预防各种感染。注意气候变化，及时增减衣物，避免受寒后病情加重。

饮食清淡易消化

饮食上要清淡、易消化，以流质或半流质为主，多吃瓜果蔬菜，多饮水，避免食用辛辣刺激及蛋、鱼、虾等易诱发哮喘的食物。

保持精神愉悦

精神上应保持愉快乐观的情绪，防止精神刺激和精神过度紧张。保持精神愉快，还要把日常生活安排得丰富多彩。

远离外源性过敏原

远离容易引起过敏的花草，避免使用羽毛或陈旧棉絮等易引起过敏的物品填充的被褥、枕头。不要养鸟类、动物，以免引起过敏。

❋ 肺间质纤维化调理食谱

肺病中医食养方

🏥 笋丝鱼腥草

- **原料**：鱼腥草200克，青笋丝50克
- **调料**：盐、味精、蒜粒、白糖各5克，姜末6克，陈醋15毫升，辣椒油10毫升
- **做法**：
① 鱼腥草清洗干净；青笋洗净切丝，备用。
② 将盐、味精、蒜粒、白糖、姜末、陈醋、辣椒油一起放入碗中搅匀成味碟。
③ 将鱼腥草、青笋丝放入味碟中搅匀装盘。
- **用法**：佐餐食用。

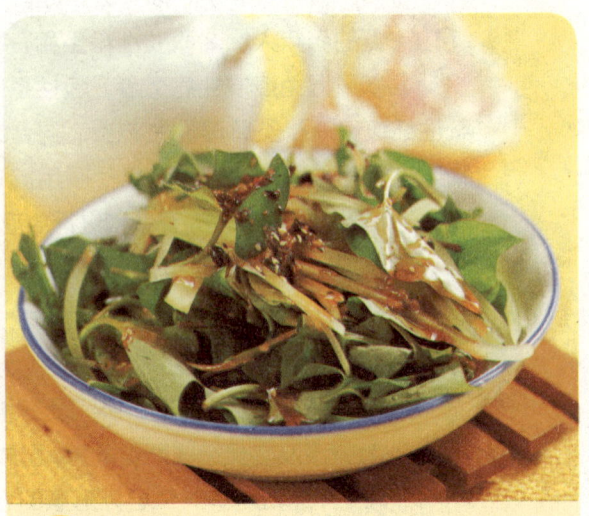

功效 本品具有清热解毒、健胃消食的功效，用于治疗肺热、湿邪等症。

🏥 银鱼上汤马齿苋

- **原料**：银鱼100克，马齿苋200克
- **调料**：盐5克，味精6克，上汤适量
- **做法**：
① 马齿苋洗净；银鱼洗净。
② 锅置火上，注入适量清水，用大火烧开，将洗净的马齿苋放入沸水中稍焯后，捞出装入碗中。
③ 将银鱼炒熟，加入上汤、调味料炒匀，淋在马齿苋上即可。
- **用法**：佐餐食用。

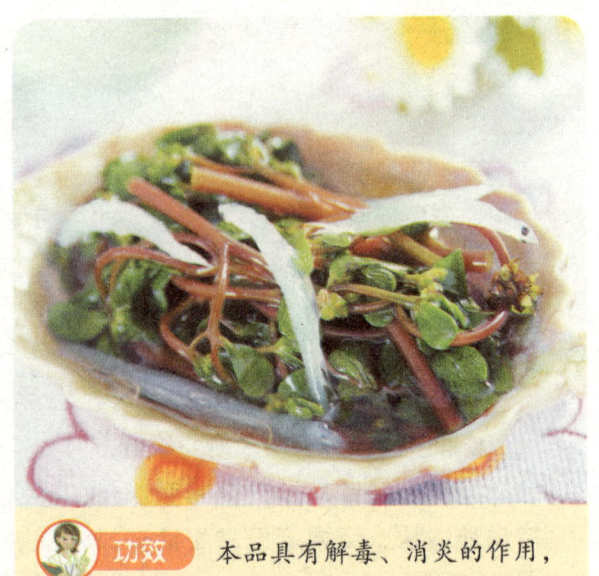

功效 本品具有解毒、消炎的作用，可治脾胃虚弱、肺虚咳嗽等病症。

芥菜叶拌豆皮

- **原料：** 芥菜叶、豆腐皮各100克
- **调料：** 盐3克，白糖3克，香油2毫升，味精少许
- **做法：**
① 将豆腐皮洗净后切成长细丝；芥菜叶洗净，备用。
② 将芥菜叶放入沸水锅中烫熟即捞出，晾凉，沥水。
③ 将豆腐皮放在盘内，再放入芥菜叶，加入盐、白糖、香油、味精，拌匀即可。
- **用法：** 佐餐食用。

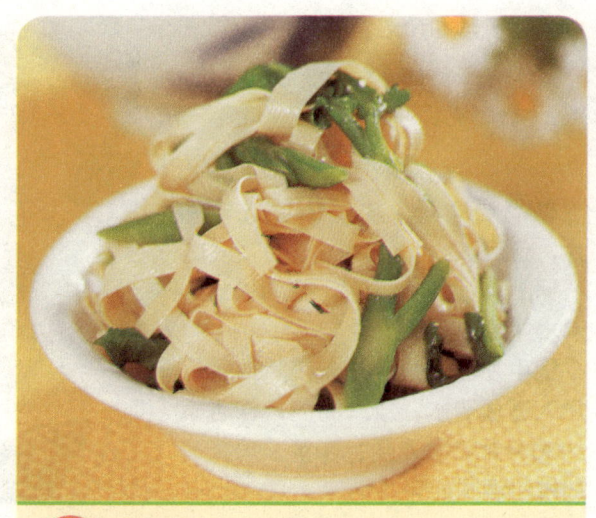

功效 本品能和脾利水，止血明目，适宜肺间质纤维化患者食用。

知母金枪鱼汤

- **原料：** 金枪鱼肉150克，金针菇150克，西蓝花75克，天花粉15克，知母10克
- **调料：** 姜丝5克，盐2克
- **做法：**
① 药材放入棉布袋；金枪鱼、金针菇洗净；西蓝花掰成小朵，备用。
② 锅中注入清水，放入棉布袋和金枪鱼、金针菇、西蓝花煮熟。
③ 取出棉布袋，放入姜丝、盐调味即可。
- **用法：** 佐餐食用。

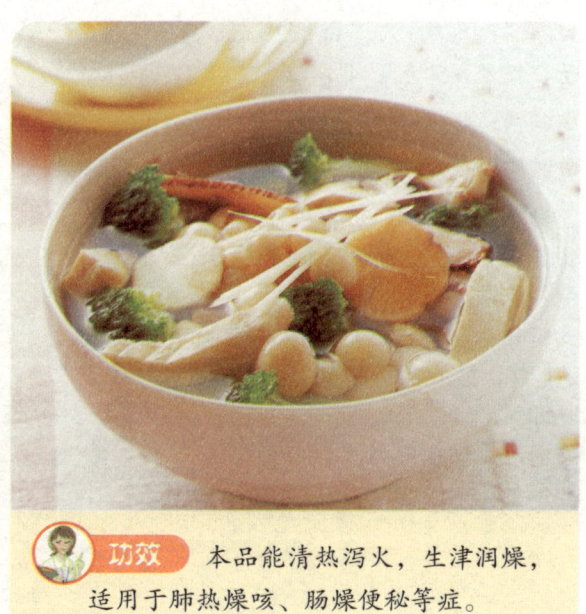

功效 本品能清热泻火，生津润燥，适用于肺热燥咳、肠燥便秘等症。

肺病中医食养方

银杏炖鹧鸪

- 原料：银杏10克，鹧鸪1只
- 调料：生姜10克，盐5克，味精3克，鸡精5克，胡椒粉3克
- 做法：
① 鹧鸪洗净斩小块，生姜洗净切片，备用。
② 锅上火，加水烧沸，把鹧鸪放入沸水中焯烫。
③ 锅中加油烧热，放入姜片爆香，加入适量清水，放入鹧鸪、银杏煮约30分钟，加入盐、味精、鸡精、胡椒粉调味即可。
- 用法：佐餐食用。

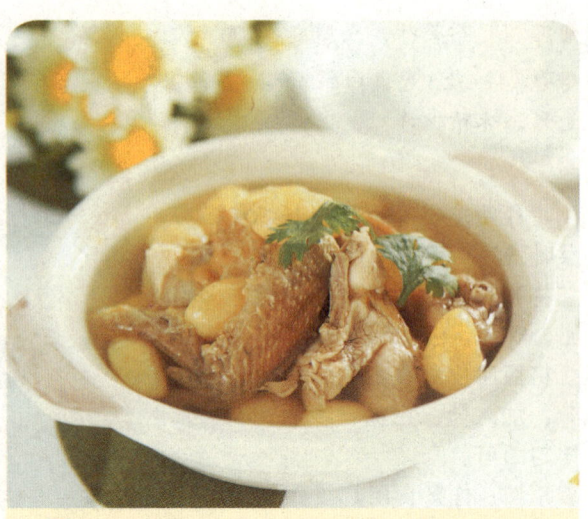

功效 本品具有敛肺气、定喘咳的功效，对于肺病咳嗽有食疗作用。

白果糯米乌鸡汤

- 原料：乌鸡1只，白果25克，莲子、糯米各50克
- 调料：胡椒5克，盐8克
- 做法：
① 乌鸡洗净斩块，放入炖盅。
② 白果、莲子洗净；糯米用水浸泡，洗净。
③ 将白果、莲子、糯米放入炖盅炖2小时，放入盐、胡椒，搅拌至入味即可。
- 用法：佐餐食用。

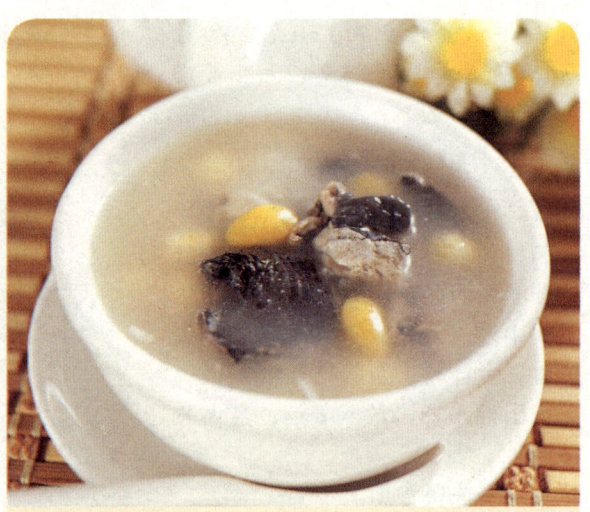

功效 本品能敛肺气，定痰喘，主治哮喘痰嗽、小便频数、遗尿等症。

金银花白菊萝卜汤

- 原料：金银花8克，菊花8克，白萝卜200克
- 调料：盐2克，食用油、葱花各适量
- 做法：
① 洗净去皮的白萝卜切成片；金银花、菊花洗净。
② 砂锅注入适量清水，用大火烧开，放入洗净的金银花、菊花，放入白萝卜片，小火炖15分钟，煮至食材熟软。
③ 放入盐，加入少许食用油，搅拌片刻，撒入葱花即可。
- 用法：佐餐食用。

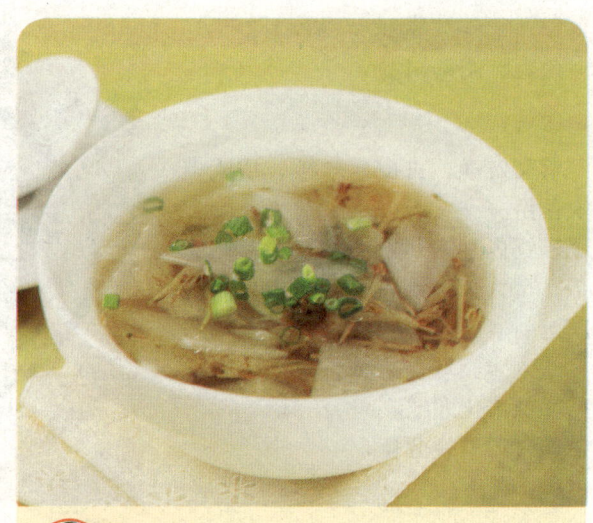

功效 本品具有清热解毒、润肺止咳的功效，主治肺痿、肺热、痰多等症。

玉竹麦门冬炖雪梨

- 原料：雪梨2个，玉竹、麦门冬、百合各8克
- 调料：冰糖25克
- 做法：
① 雪梨洗净后削皮，每个切成4块，去核。
② 玉竹、麦门冬、百合用温水浸透，淘洗干净。
③ 将以上原料倒进炖盅内，注入清水，炖盅加盖，隔水炖之；待锅内水开后，先用中火炖1小时，加入冰糖，转用小火再炖1小时即可。
- 用法：早晚分食。

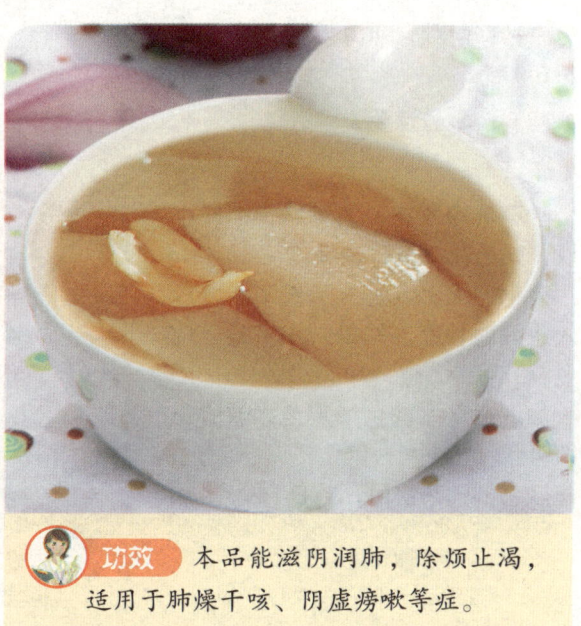

功效 本品能滋阴润肺，除烦止渴，适用于肺燥干咳、阴虚痨嗽等症。

肺病中医食养方

灯心草雪梨汤

- 原料：灯心草3克，雪梨1个
- 调料：冰糖10克
- 做法：
① 雪梨洗净，去皮，去核，切成小块备用。
② 砂锅内加入适量清水，放入灯心草，用大火煮沸后，转用小火煮约20分钟。
③ 放入雪梨块、冰糖，煮至沸腾，待冰糖溶化即成。
- 用法：早晚分食。

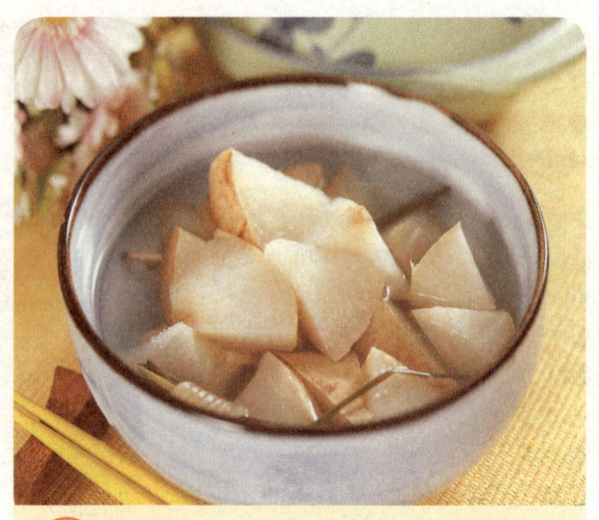

功效 本品能润肺清燥，止咳化痰，对咽喉不适、痰稠等症均有良效。

知母贝母甘蔗汤

- 原料：知母、川贝母各10克，甘蔗100克
- 调料：冰糖适量
- 做法：
① 甘蔗洗净去皮，去蔗结，切成小块；知母、川贝母洗净。
② 砂锅置火上，加入适量清水，放入备好的甘蔗、知母、川贝母，炖煮1小时。
③ 加入适量冰糖，续煮至冰糖溶化即可。
- 用法：代茶饮用，每日1剂。

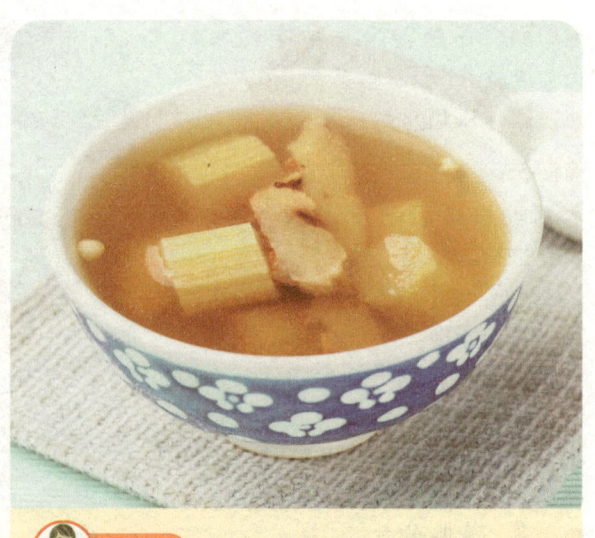

功效 本品能清热泻火，生津润燥，适宜咳嗽气喘、燥咳等患者饮用。

山药天花粉枸杞粥

- **原料**：山药200克，水发大米150克，天花粉15克，枸杞10克
- **调料**：冰糖15克
- **做法**：

①将去皮洗净的山药切小块；砂锅中注入适量清水烧开，倒入天花粉，用中火煮15分钟。
②放入洗净的大米，烧开后用小火煮约30分钟，至米粒变软。
③撒上洗好的枸杞，放入山药块，轻轻搅拌均匀，使其浸入米粒中，用小火续煮至熟，加入适量冰糖，转中火略煮至冰糖溶化即成。

- **用法**：早晚分食。

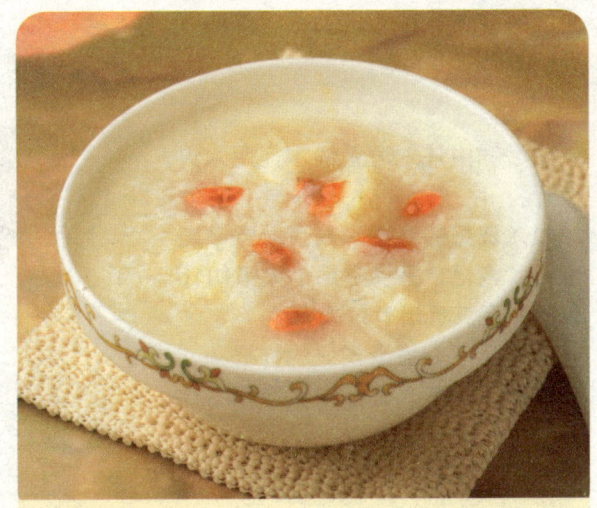

功效 本品能清热泻火，排脓消肿，适用于热病口渴、肺燥咯血等症。

阿胶糯米补血粥

- **原料**：阿胶20克，糯米100克
- **调料**：红糖15克，葱花适量
- **做法**：

①阿胶捣碎；糯米洗净，浸泡1小时，备用。
②将备好的糯米洗净，放入锅中，加入适量清水煮成粥。
③放入捣碎的阿胶粒，边煮边搅均匀，加入红糖拌匀调味，撒葱花即可；待粥稍凉即可服食。

- **用法**：早晚分食，1周为1疗程。

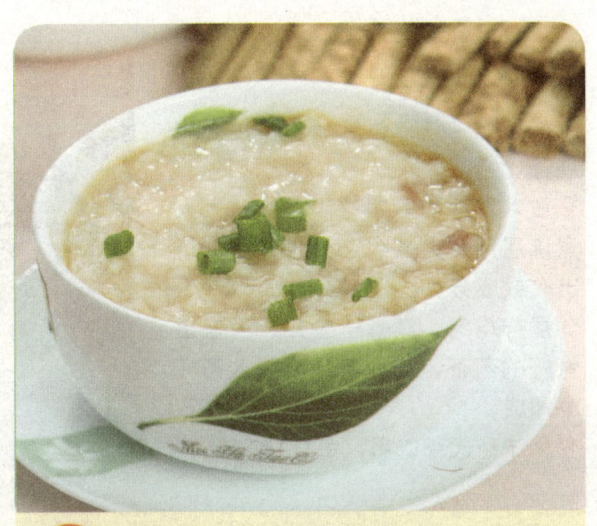

功效 本品可有效治疗咳嗽，还能补血、止血，适合肺间质纤维化患者食用。

调养肺间质纤维化的药茶

当归党参枸杞茶

●**原料**：党参10克，黄芪、红枣、当归、枸杞各5克。

●**做法**：

①往砂锅中注入适量清水，用大火烧开。

②放入洗好的红枣、黄芪、党参、当归、枸杞，煮沸后用小火煮约10分钟，至其析出有效成分。

③搅拌几下，盛出煮好的枸杞茶，滤取茶汁，装入茶杯中，待稍凉即可饮用。

●**用法**：代茶饮用，每日1剂。

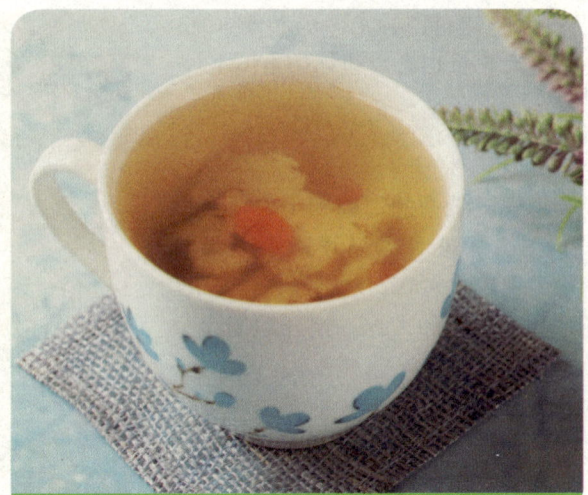

功效 本品具有活血养血、补中益气的功效，适宜肺间质纤维化患者饮用。

银花丹参饮

●**原料**：金银花5克，丹参5克。

●**做法**：

①往砂锅中注入适量清水，用大火烧开。

②放入洗净的金银花、丹参，大火煮沸后用小火煮约15分钟，至其析出有效成分。

③搅拌均匀，续煮一会儿，再盛出煮好的药茶，滤取茶汁，装入茶杯中即成。

●**用法**：代茶饮用，每日1剂。

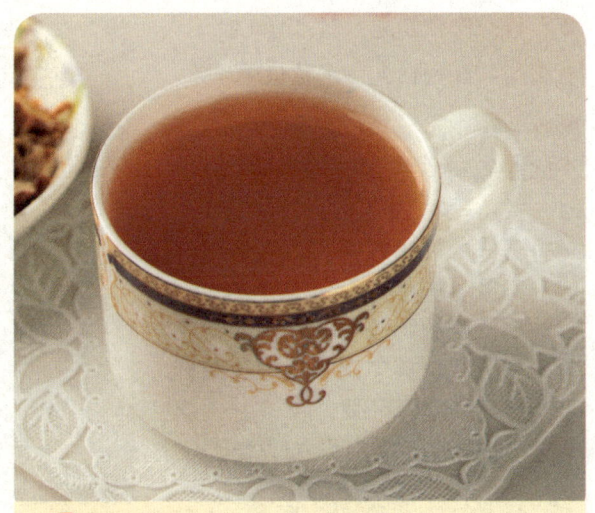

功效 本品具有活血化瘀、清热解毒的功效，适用于肺间质纤维化等症。

荷叶丹参山楂茶

●原料：荷叶10克，丹参15克，三七10克，干山楂20克

●做法：
①往砂锅中注入适量清水，用大火烧开。
②放入荷叶、丹参、三七、干山楂，搅拌均匀，用小火煮20分钟，至药材析出有效成分。
③将煮好的药茶盛出，滤入杯中，待稍微放凉即可饮用。

●用法：代茶饮用，每日1剂。

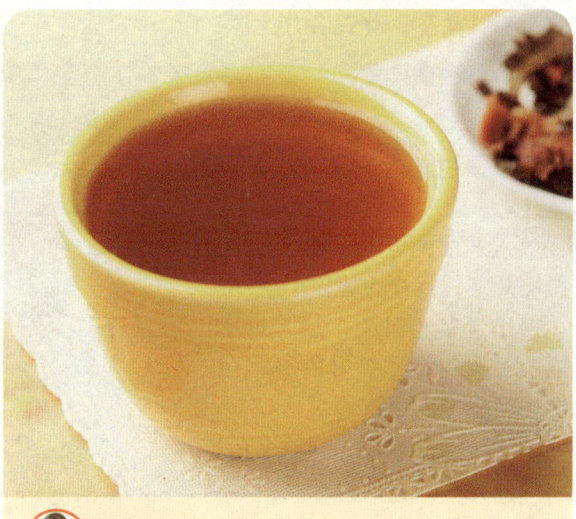

功效 本品具有活血化瘀、清心解暑的功效，肺间质纤维化患者可常饮。

郁金旋复花茶

●原料：郁金、旋复花各10克

●做法：
①往砂锅中注入适量清水，用大火烧开。
②放入洗净的郁金、旋复花，煮沸后用小火煮约15分钟，至其析出有效成分。
③搅拌均匀，续煮一会儿，再盛出煮好的药茶，滤取茶汁，装入茶杯中即成。

●用法：代茶饮用，每日1剂。

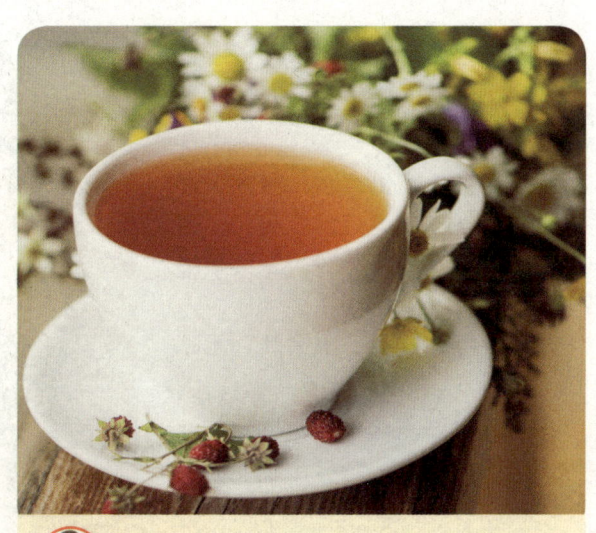

功效 本品能消痰行水，下气软坚，适用于痰结胸中、咳喘等症。

肺病中医食养方

🍵 党参黄芪蜂蜜茶

- 原料：党参、黄芪各10克
- 调料：蜂蜜适量
- 做法：

① 往砂锅中注入适量清水，用大火烧开。
② 放入洗净的党参、黄芪，用筷子搅拌几下，用小火煮5分钟。
③ 捞出党参、黄芪，加入蜂蜜，用锅勺搅拌匀；把煮好的茶水盛入杯中，待稍凉即可饮用。

- 用法：代茶饮用，早晚各1次。

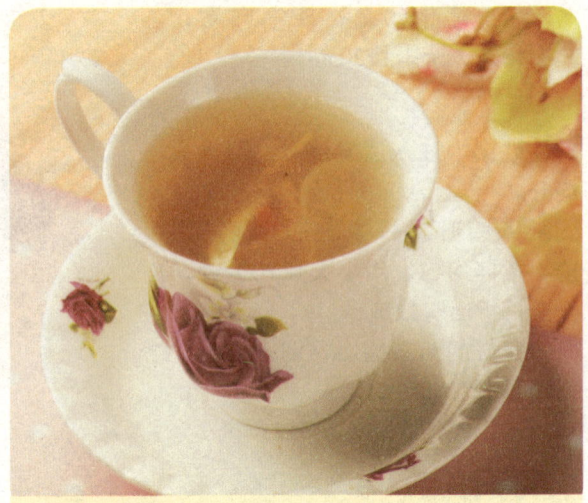

功效 本品能补中益气，滋养润燥，适宜肺燥咳嗽、干咳无痰之人饮用。

🍵 黄芪银花饮

- 原料：黄芪、金银花各10克
- 调料：冰糖适量
- 做法：

① 砂锅中注入适量清水，用大火烧开，放入洗净的黄芪、金银花，煮沸后用小火煮约10分钟，至其析出有效成分。
② 加入冰糖，拌煮一小会儿，至冰糖溶化。
③ 盛出煮好的黄芪茶，滤取茶汁，装入汤碗中即成。

- 用法：代茶饮用，每日1剂。

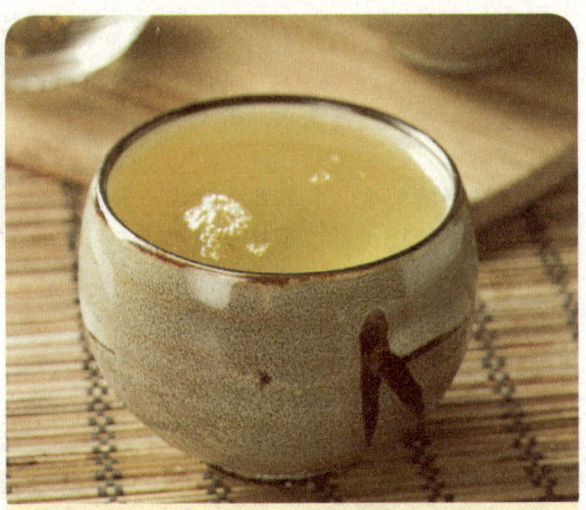

功效 本品具有清热解毒、抗炎的功效，常饮可增强免疫力。

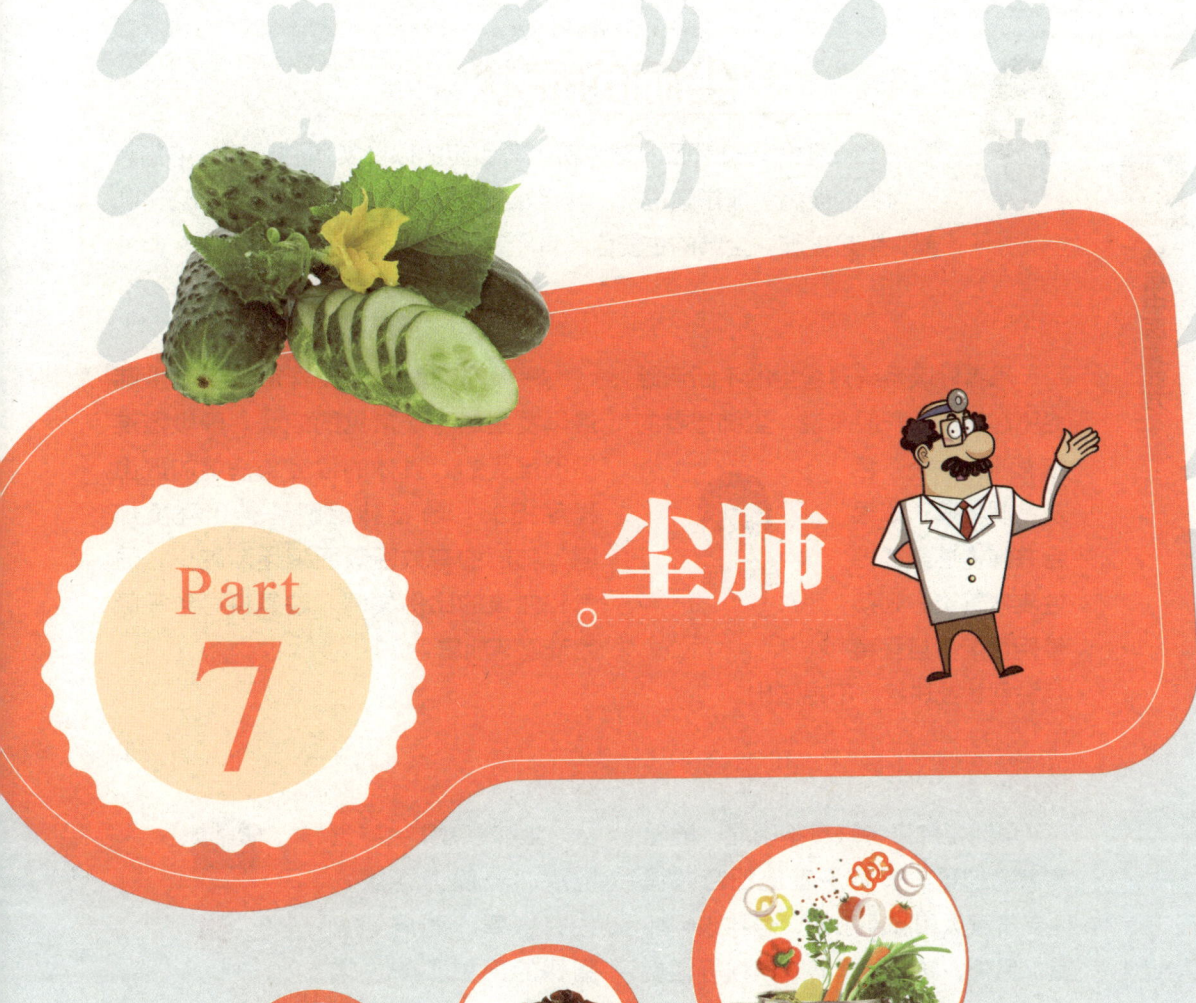

Part 7 尘肺

尘肺病,又称肺尘病、黑肺病,是一种肺部纤维化疾病。尘肺患者通常长期处于充满尘埃的场所,因吸入大量灰尘,导致末梢支气管下的肺泡积存灰尘,一段时间后肺内发生变化,形成纤维化病灶,最后有可能致死。尘肺容易引发其他病变,包括肺癌、肺结核、硬皮病,甚至会造成肾脏病变。

本章首先介绍尘肺的基本知识,接下来详细列举了适合尘肺患者食用的调理食谱和调理药茶。希望本章内容能够对尘肺患者的康复起到一定作用。

肺病中医食养方

尘肺的症状

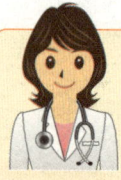

尘肺是由于长期吸入某种粉尘所引起的以肺实质弥漫性纤维化病变为主的疾病。通常情况下,粒径小于5微米的呼吸性粉尘能够到达肺部,引起尘肺。尘肺的主要症状有:

咳痰

患者呼吸系统对粉尘的不断清除会引起咳痰。一般来说,尘肺患者的咳痰量不多,色灰,质稀薄。如果合并肺内感染或慢性支气管炎,则痰量明显增多且呈黄色黏稠状或块状,不易咳出。

呼吸困难

呼吸困难就是呼吸异常,这是尘肺最早发生也是最常见的症状。呼吸困难是很难受的,具体的程度与病情的严重程度相关。随着肺组织纤维化程度加剧,肺部的有效呼吸面积逐渐减少,通气和血流的比例失调、缺氧将导致呼吸困难逐渐加重。

咳嗽

早期尘肺患者咳嗽不明显,随着病情的加重,多数患者出现合并慢性支气管炎和肺部感染,导致咳嗽加重。另外,咳嗽与季节、气候等因素也有关系。

胸痛

尘肺患者常会感觉胸痛,一般为隐痛,也有胀痛、刺痛等。胸痛的部位不一,常有变化。

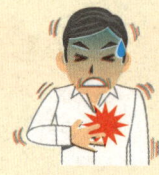

诱发尘肺的因素及高发人群

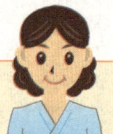

尘肺是由于长期吸入某种粉尘所引起的。所以,诱发尘肺的最主要的因素就是长期吸入粒径小于5微米的呼吸性粉尘。尘肺高发人群主要有以下几种:①矿山开采人员。②金属冶炼人员。③机器制造业中铸造的配砂、造型、铸件的清砂、喷砂和电焊人员。④建筑材料行业人员,如耐火材料、玻璃、水泥和石料生产人员。⑤石棉的开采和运输人员。⑥公路、铁路、水利建设中的开凿隧道、爆破人员。

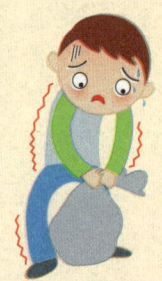

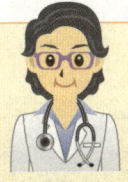

尘肺的危害

长期吸入粉尘无法排除而滞留在肺部，会导致肺组织纤维化，损伤肺部，并对身体造成很大的伤害：①呼吸系统和免疫功能降低。②感染肺炎。③感染支气管炎。④感染肺结核。⑤心、肺功能衰竭。

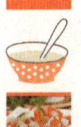

Part7 尘肺

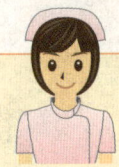

尘肺的类型

我国《职业病目录》规定的职业病名单中列出了12种法定尘肺。

矽肺
矽肺是由于长期吸入游离二氧化硅粉尘所导致的尘肺。

石墨尘肺
长期吸入较高浓度的生产性石墨可导致石墨尘肺。

炭黑尘肺
炭黑是炭氢化合物受热分解而成的极细小的无定形炭粒。生产和使用炭黑的工人长期吸入炭黑粉尘可引起炭黑尘肺。

煤工尘肺
在煤矿工行业中，由于工种的不同，工人可分别接触到煤尘、煤矽混合粉尘和矽尘。由上述各种粉尘而引起的肺部弥漫性纤维化统称为煤工尘肺。

石棉肺
石棉肺是由于长期吸入石棉粉尘引起的尘肺。

水泥尘肺
水泥尘肺是由于长期吸入水泥粉尘引起的肺部弥漫性纤维化的一种疾病。

云母尘肺
云母尘肺是生产工人长期吸入云母粉尘所引起的。

陶工尘肺
陶工尘肺包括陶土采矿工人和陶瓷制造工人所患的尘肺。

滑石尘肺
滑石尘肺是由长期吸入滑石粉尘导致肺部弥漫性纤维化的一种疾病，多见于矿石的开采、加工、运输和使用中。

电焊工尘肺
焊接时产生大量的金属氧化物，以气溶胶状态散发到空气中，经迅速冷凝形成电焊烟尘。长期吸入可引起电焊工尘肺。

铝尘肺
在生产过程中长期吸入金属铝粉或含氧化铝的粉尘，均可能引发铝尘肺。

铸工尘肺
指吸入含游离二氧化硅量很低的石墨、煤粉等混合性粉尘而引起的尘肺。

尘肺调理食谱

素炒三丁

- **原料**：白萝卜100克，胡萝卜100克，香干50克，青椒少许
- **调料**：盐3克，鸡精2克
- **做法**：

①白萝卜、胡萝卜均去皮洗净，切丁；香干洗净，切丁；青椒去蒂洗净，切丝。

②锅下油烧热，放入白萝卜、胡萝卜滑炒至五成熟；放入香干，加盐、鸡精、青椒丝炒熟，装入盘中即可。

- **用法**：佐餐食用。

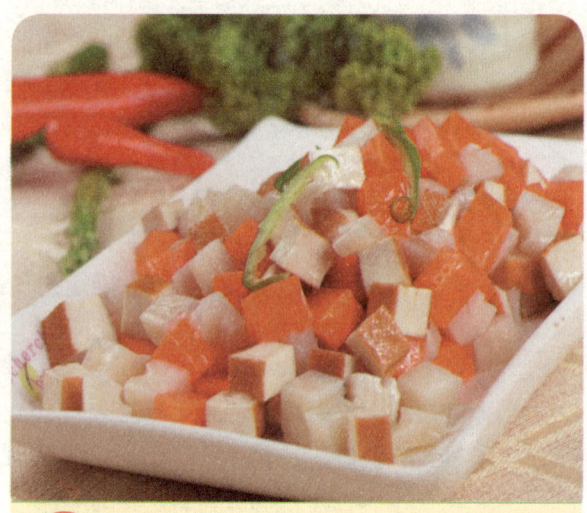

功效：本品具有润肺生津的功效，适用于肺痿、肺热、食滞、痰多等症。

马蹄炒香菇

- **原料**：马蹄400克，香菇(鲜)200克，胡萝卜适量
- **调料**：盐3克，味精3克，香油10毫升，水淀粉8毫升，色拉油40毫升
- **做法**：

①马蹄清洗干净，削去外皮，切片备用。

②香菇去蒂，用开水烫一下，再用冷水洗净。

③锅置火上，加油烧至七成热，煸炒香菇；加精盐、味精、胡萝卜片、马蹄片翻炒；放水淀粉勾芡，淋入香油，出锅装盘即成。

- **用法**：佐餐食用。

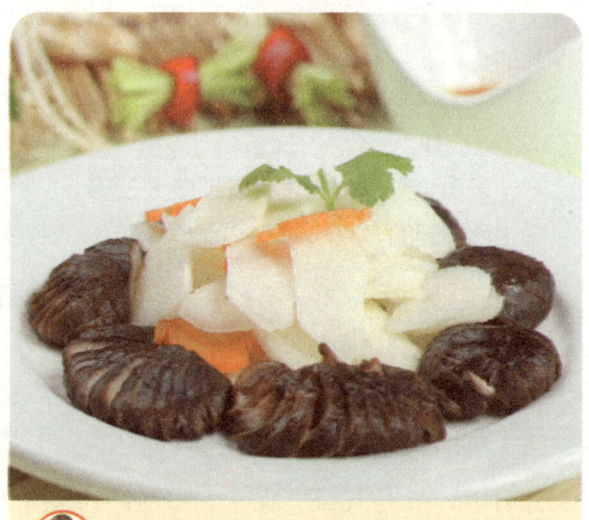

功效：本品具有清热润肺的功效，适用于咳嗽多痰、咽干喉痛者。

红枣核桃仁枸杞汤

- **原料**：红枣125克，核桃仁150克，枸杞50克
- **调料**：白糖适量
- **做法**：

①红枣去核；核桃仁用热水泡开，捞出沥干；枸杞用水冲洗干净备用。
②锅中加水烧热，将红枣、核桃仁、枸杞放入，煮20分钟，再加入白糖即可。

- **用法**：佐餐食用或直接食用，每日1次。

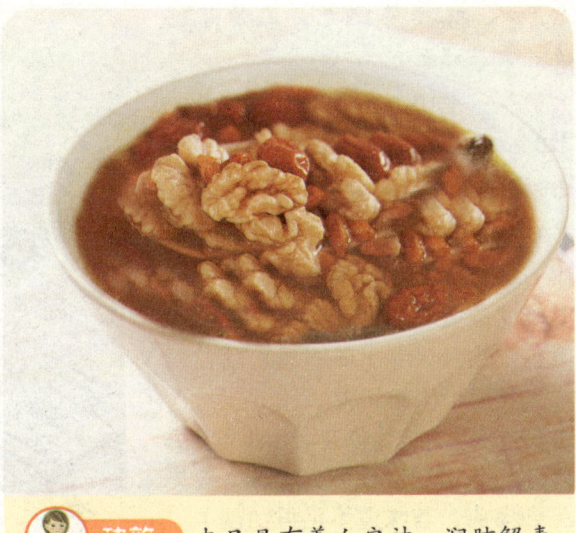

功效 本品具有养血安神、润肺解毒的功效，适宜尘肺患者食用。

南杏萝卜炖猪肺

- **原料**：猪肺250克，南杏4克，萝卜100克，花菇50克
- **调料**：生姜2片，盐10克，味精5克，上汤适量
- **做法**：

①猪肺反复冲洗干净，切成大块；南杏、花菇浸透洗净；萝卜洗净，带皮切成中块。
②将以上用料连同生姜片、上汤放进炖盅，盖上盅盖，隔水炖之，先用大火炖30分钟，再用中火炖50分钟，后用小火炖1小时。
③放入盐、味精调味即可。

- **用法**：佐餐食用。

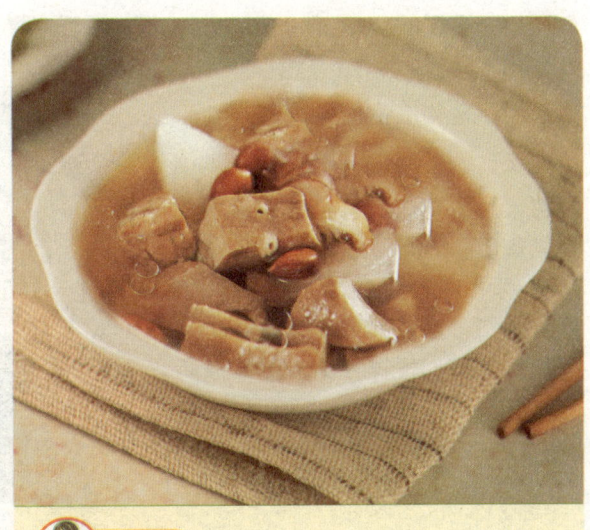

功效 本品具有补肺润燥、止咳平喘的功效，适用于肺虚咳嗽等症。

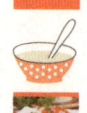

肺病中医食养方

味噌海带汤

- ●原料：味噌酱12克，海带芽15克，豆腐55克
- ●调料：水1000毫升，酱油5毫升，盐3克
- ●做法：

①豆腐洗净，切小丁；将水放入锅中，开大火，待水沸后将海带芽、味噌酱熬煮成汤头。
②待熬出海带芽、味噌汤头后，再放入切成小丁的豆腐。
③待水沸后加入少许盐调味即可（海带芽与味噌酱皆已带有咸味，应先品尝汤头，若味道不足再加盐）。

- ●用法：佐餐食用。

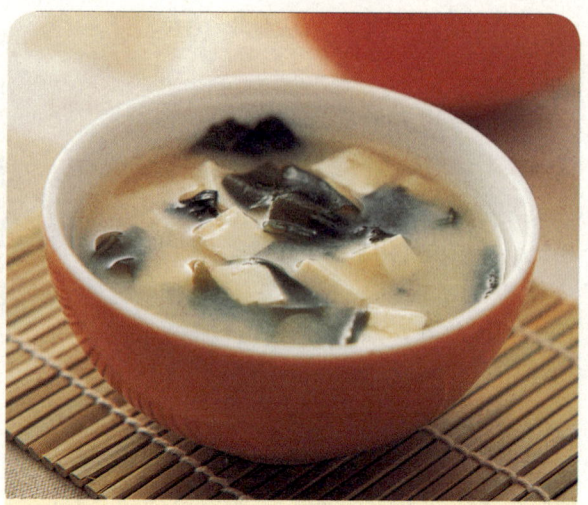

功效 本品具有消痰软坚、止咳平喘的功效，常食能提高机体免疫力。

半夏薏仁汤

- ●原料：半夏15克，薏仁100克，百合10克
- ●调料：冰糖适量
- ●做法：

①将半夏、薏仁、百合分别用水洗净，备用。
②砂锅中注入适量清水，放入半夏、薏仁、百合煮35分钟。
③加入冰糖，搅拌片刻，至冰糖溶化即可。

- ●用法：佐餐食用。

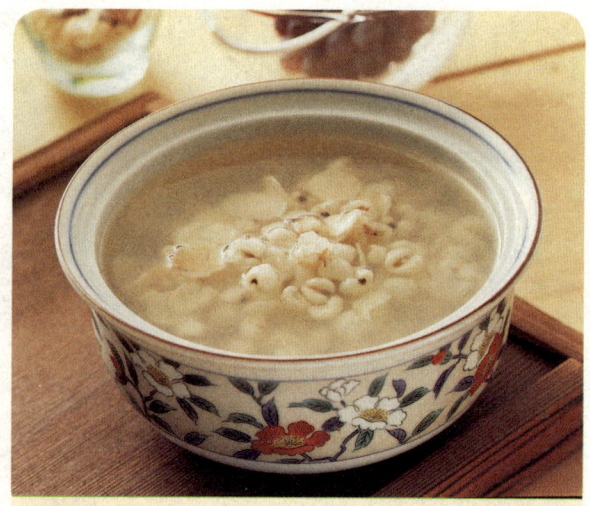

功效 本品具有清热排脓的功效，适用于痰多咳喘、痰饮眩悸、水肿等症。

麦枣甘草白萝卜汤

- **原料**：小麦100克，红枣10枚，甘草15克，白萝卜250克，排骨250克
- **调料**：盐10克
- **做法**：

① 小麦淘净，以清水浸泡1小时，沥干；排骨焯烫，捞起，冲净沥干，备用。
② 萝卜削皮，洗净切块；红枣、甘草冲净。
③ 将以上所有材料放入锅中，加1500毫升水煮沸，转小火煮约40分钟，加盐调味即成。

- **用法**：佐餐食用。

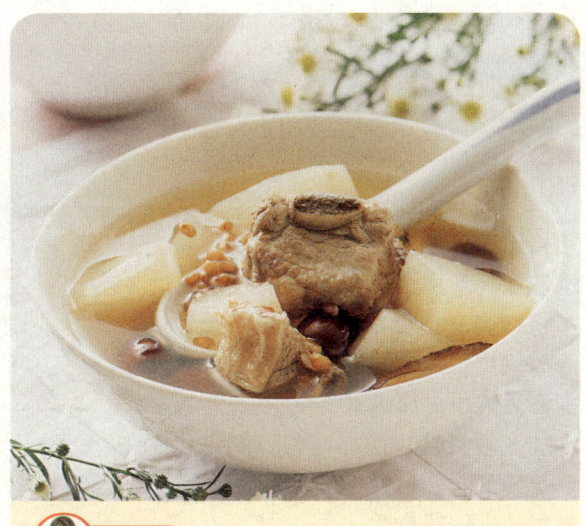

功效　本品具有清热解毒、祛痰止咳的功效，适用于尘肺等症。

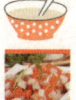

Part7 尘肺

霸王花猪肺汤

- **原料**：霸王花50克，猪肺750克，瘦肉300克，红枣3颗，杏仁10克
- **调料**：姜片、盐适量
- **做法**：

① 霸王花浸泡1小时，洗净；红枣洗净。
② 猪肺注水，挤压，反复多次，直至血水去尽，猪肺变白，切块；瘦肉切块；猪肺、瘦肉飞水；油锅烧热，放姜片、猪肺爆炒5分钟左右。
③ 瓦煲内注水，煮沸后放入准备好的材料，大火煮开后，改用小火煮3小时，加盐调味即可。

- **用法**：佐餐食用。

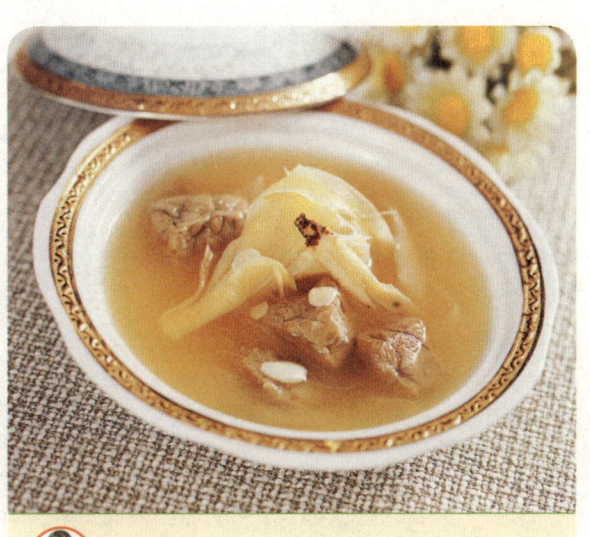

功效　本品具有清热痰、除积热的功效，适用于肺结核、尘肺等症。

肺病中医食养方

虫草鸭汤

- 原料：冬虫夏草15克，鸭肉约500克
- 调料：枸杞10克，盐5克
- 做法：
① 鸭肉洗净剁块，放入沸水中焯烫后捞出；冬虫夏草、枸杞分别用清水洗净，备用。
② 将鸭肉、冬虫夏草、枸杞一起放入砂锅中，加水至没过材料，大火煮开后转小火续煮30分钟。
③ 加入适量盐，搅拌均匀，至汤水入味即可。
- 用法：佐餐食用。

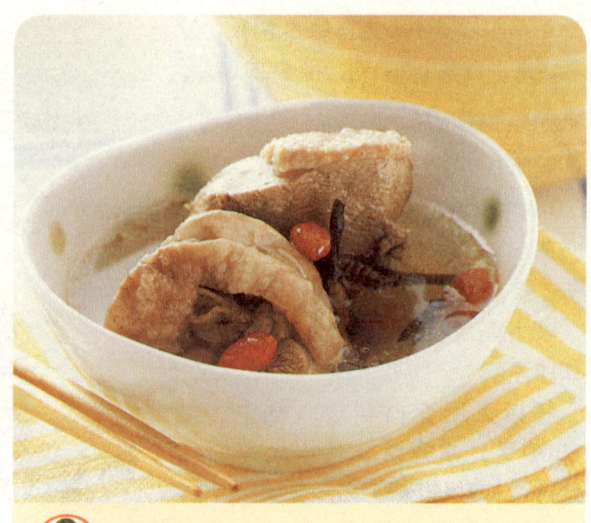

功效 本品具有补虚益气、止咳化痰的功效，适用于肺结核、尘肺患者。

杜仲核桃兔肉汤

- 原料：兔肉200克，杜仲、核桃仁各30克
- 调料：生姜2片，盐5克
- 做法：
① 兔肉洗净，斩块。
② 杜仲、生姜洗净；核桃仁用开水烫去外皮。
③ 把兔肉、杜仲、核桃仁放入砂锅内，加清水适量，放入生姜，大火煮沸后，转小火煮2～3小时，调入盐搅匀即可。
- 用法：佐餐食用。

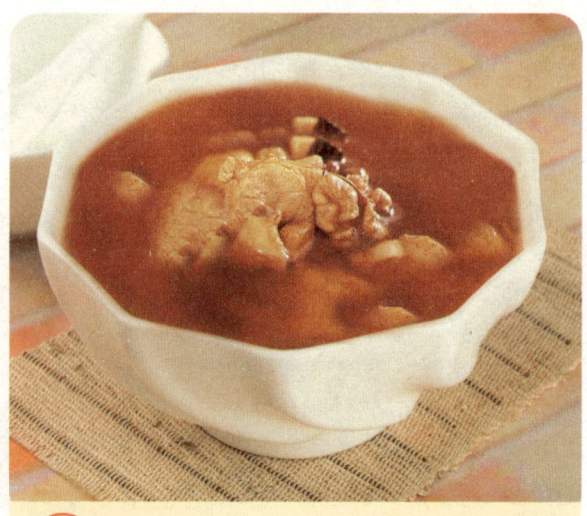

功效 本品具有补益肝肾、温肺定喘的功效，尘肺患者可常食。

核桃冰糖炖梨

- 原料：核桃仁30克，梨150克
- 调料：冰糖30克
- 做法：

①梨洗净，去皮，切块；核桃仁洗净，备用。
②将切好的梨块、洗净的核桃仁放入砂锅中，加入适量清水，大火煮开后用小火煮30分钟。
③放入适量冰糖，搅拌片刻，至冰糖溶化即可。

- 用法：佐餐食用。

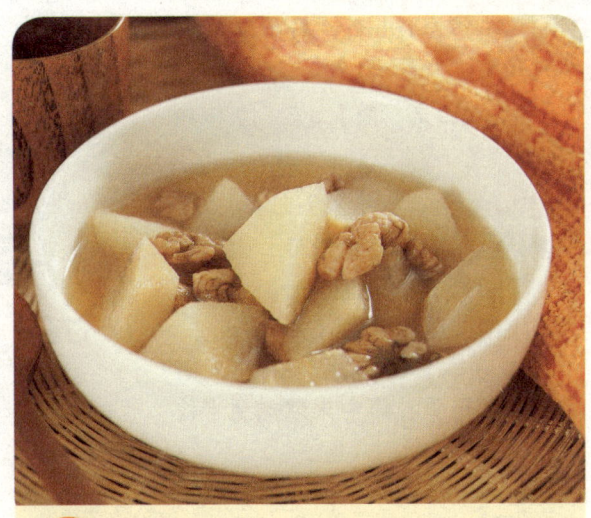

功效 本品具有和胃润肺、止咳化痰的功效，适用于肺燥、肺虚等症。

白萝卜海带汤

- 原料：白萝卜200克，海带180克，姜片、葱花各少许
- 调料：盐2克，鸡粉2克，食用油适量
- 做法：

①洗净去皮的白萝卜切成丝；洗好的海带切成丝。
②用油起锅，放入姜片，爆香；放入白萝卜丝，炒匀；注入适量清水，烧开后煮3分钟至熟。
③放入海带，拌匀，煮沸；放入适量盐、鸡粉，用勺搅匀，煮沸，最后撒上葱花即可。

- 用法：佐餐食用，每日1次。

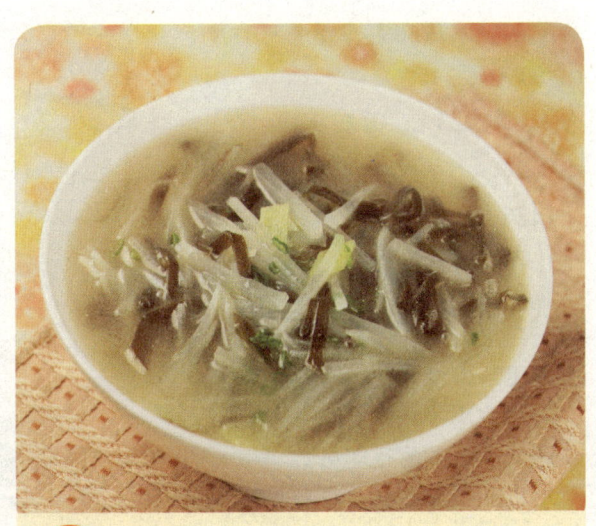

功效 本品具有止咳补虚、补肺解毒之功效，可治尘肺、肺痿、咯血等症。

肺病中医食养方

猪血腐竹粥

●原料：猪血100克，腐竹30克，干贝10克，大米120克

●调料：盐3克，葱花8克，胡椒粉3克

●做法：

① 腐竹、干贝用温水泡发，腐竹切条，干贝撕碎；猪血洗净，切块；大米淘净，浸泡半小时。
② 锅中注水，放入大米，旺火煮沸，放入干贝，再中火熬煮至米粒开花。
③ 转小火，放入猪血、腐竹，待粥熬至浓稠，加入盐、胡椒粉调味，撒上葱花即可。

●用法：作为主食，每日1次。

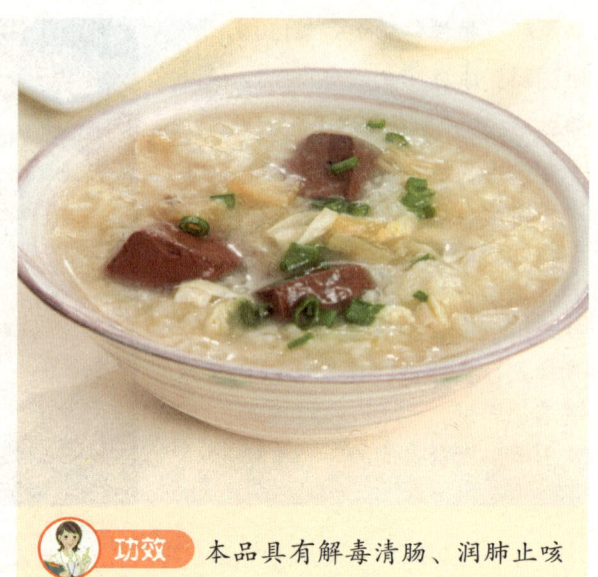

功效 本品具有解毒清肠、润肺止咳的功效，适宜尘肺患者食用。

山药茅根粥

●原料：山药30克，白茅根15克，大米100克

●调料：盐3克，葱花少许

●做法：

① 山药去皮洗净，切块；白茅根洗净；大米洗净，浸泡。
② 锅置火上，将大米、山药、白茅根一起放入锅中，再加入1800毫升水，用旺火烧开。
③ 最后改用小火煮至粥浓稠时，放盐调味，撒上葱花即可。

●用法：作为主食，每日1次。

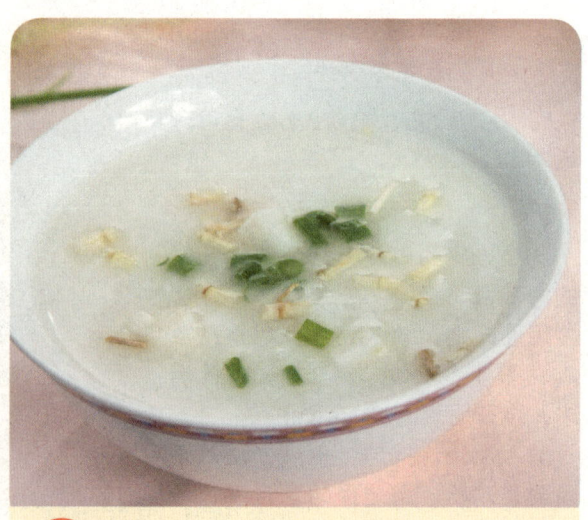

功效 本品具有健脾益胃、清热解毒的功效，适用于肺热咳喘患者。

当归薏米补血粥

●原料：大米60克，薏米30克，当归、黄芪各适量

●调料：盐3克，葱花8克

●做法：

①大米、薏米均泡发洗净；黄芪洗净；当归洗净，加水煮好，取汁备用。

②锅置火上，加入适量清水，放入大米、薏米，以大火煮至开花，再倒入煮好的药汁。

③放入黄芪煮至粥呈浓稠状，调入盐拌匀，撒上葱花即可。

●用法：作为主食，每日1次。

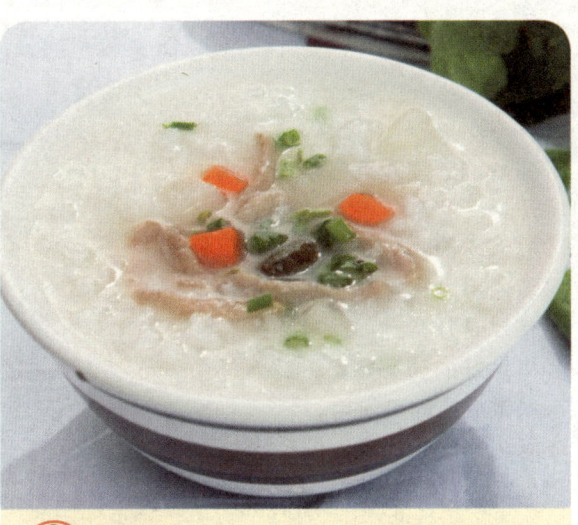

功效 本品具有利水渗湿、补血活血的功效，适宜尘肺患者食用。

Part7 尘肺

鸡蛋罗汉果粥

●原料：大米80克，罗汉果50克，鸡蛋1个

●调料：盐3克，味精2克，香油、葱花适量

●做法：

①大米淘洗干净，放入清水中浸泡；罗汉果洗净，打碎，再用棉布袋包起来，放入沸水锅中煮至汁浓；鸡蛋煮熟后切小丁。

②砂锅置火上，注入清水，放入大米煮至五成熟。

③倒入罗汉果汁，放鸡蛋丁，加盐、味精、香油调匀，撒上葱花即可。

●用法：作为主食，每日1次。

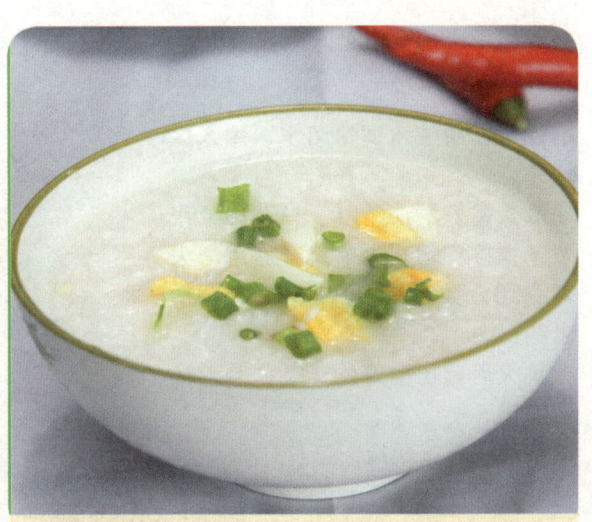

功效 本品具有润肺止咳的功效，适用于肺热或肺燥咳嗽等症。

调养尘肺的药茶

薄荷甘草太子参茶

●原料：薄荷叶6片，甘草5克，太子参5克。

●做法：

①往砂锅中注入适量清水，用大火烧开。

②放入薄荷、甘草、太子参，搅拌均匀，用小火煮20分钟，至药材析出有效成分。

③将煮好的药茶盛出，滤入杯中，待稍微放凉即可饮用。

●用法：代茶饮用，每日1剂。

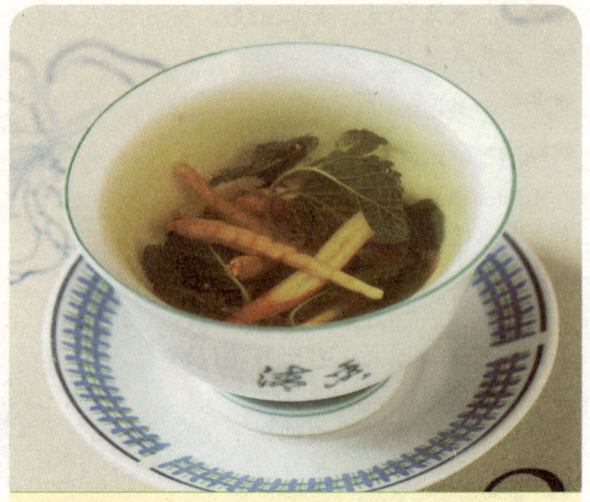

功效 本品具有补气生津的功效，适用于倦怠乏力、肺虚咳嗽等症。

淡竹叶茅根茶

●原料：淡竹叶15克，白茅根10克。

●做法：

①往砂锅中注入适量清水，用大火烧开。

②放入备好的淡竹叶、白茅根，用勺子搅拌均匀，大火烧开后用小火煮约10分钟至其析出有效成分，捞出药材。

③关火后盛出煮好的药茶，装入杯中即可。

●用法：代茶饮用，每日1剂。

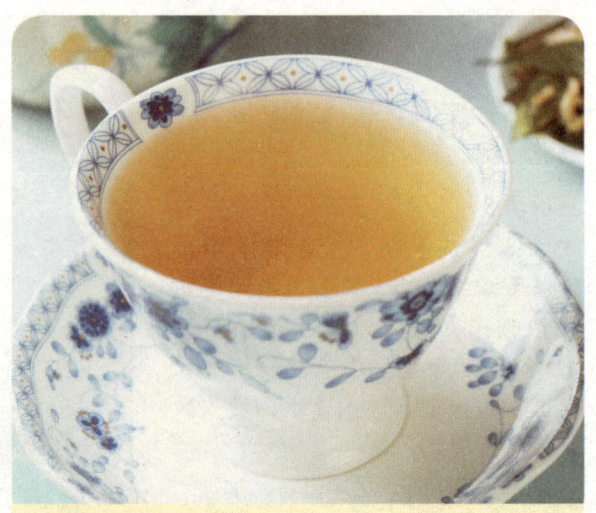

功效 本品具有清热除烦、清热解毒的功效，可作为尘肺患者的保健饮品。

罗汉果川贝茶

●原料：罗汉果1个，川贝15克

●做法：

①罗汉果掰开；川贝洗净。
②往砂锅中注入适量清水，用大火烧开，放入处理好的罗汉果、川贝，小火炖15分钟至药性完全析出。
③将煮好的茶盛出，装入杯中，待放凉即可饮用。

●用法：代茶饮用，每日1剂。

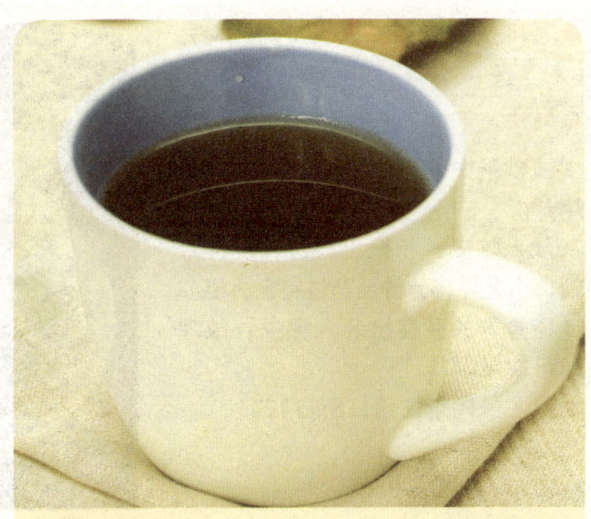

功效 本品具有润肺止咳、化痰生津的功效，适用于尘肺、肺燥咳嗽者。

双百饮

●原料：百合、百部各10克

●做法：

①往砂锅中注入适量清水，用大火烧开。
②放入洗净的百合、百部，煮沸后用小火煮约10分钟，至其析出有效成分。
③盛出煮好的药茶，去渣取汁，装入汤碗中即成。

●用法：代茶饮用，每日1剂。

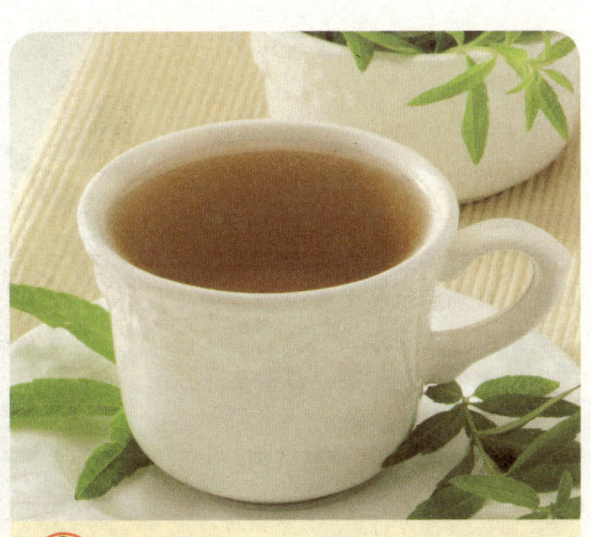

功效 本品具有润肺止咳的功效，适用于肺痨咳嗽、百日咳、尘肺等症。

肺病中医食养方

陈皮桑葚枸杞茶

● 原料：陈皮5克，桑葚6克，枸杞8克

● 做法：
① 往砂锅中注入适量清水，用大火烧开。
② 放入陈皮、枸杞、桑葚，搅拌片刻，小火炖15分钟至药性完全析出。
③ 将煮好的茶盛出装入杯中，放凉即可饮用。

● 用法：代茶饮用，每日1剂。

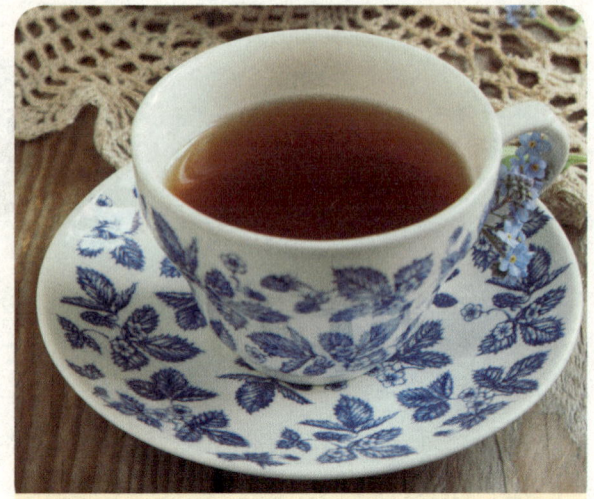

功效 本品具有生津润燥、止渴解毒的功效，适用于尘肺、咳嗽痰多等症。

丹参黄芪枸杞茶

● 原料：红枣20克，黄芪10克，丹参、枸杞各5克

● 做法：
① 往砂锅中注入适量清水，用大火烧开。
② 放入洗好的红枣、黄芪、丹参、枸杞，煮沸后用小火煮约10分钟，至其析出有效成分。
③ 盛出煮好的枸杞茶，滤取茶汁，装入茶杯中即成。

● 用法：代茶饮用，每日1剂。

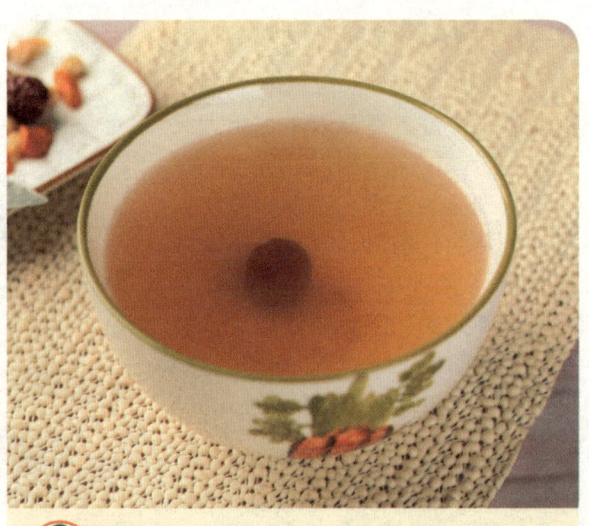

功效 本品具有活血化瘀、补中益气的功效，适宜尘肺患者饮用。

Part 8 肺癌

　　肺癌是指原发于支气管上皮细胞的恶性肿瘤。肺癌是发病率和死亡率增长最快、对人群健康和生命威胁最大的恶性肿瘤之一。

　　本章详细介绍肺癌的基础知识,帮助患者全面了解肺癌;推荐了适合肺癌患者食用的调理食谱和调理药茶,使肺癌患者能够在饮食上有所参考。希望本章内容能够对肺癌患者的康复起到一定作用。

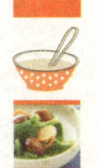
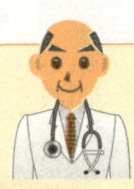

肺病中医食养方

肺癌的症状

肺癌大多数发生于各级支气管黏膜及其腺体的上皮细胞，也称支气管肺癌。肺癌多发于40岁以上，其症状主要有以下几点：

咳嗽

咳嗽是肺癌患者最常见的症状。肿瘤长在支气管肺组织上，所以常常会刺激呼吸道，引发阵发性咳嗽。

痰血

当肿瘤炎症导致坏死和毛细血管破损时，会有出血现象，这些血常常与痰混合在一起，形成间歇性的痰血。

发热、胸部胀痛

肿瘤引起继发性肺炎后会导致发热，轻者出现低热，重者持续高热。肺癌早期胸部胀痛不太明显。

胸闷、气促

如果淋巴结被肿瘤阻塞，组织液就会积聚在心包内或胸腔内，形成心包积液或胸腔积液，导致胸闷、气促。

体重下降

体重下降是肺癌常见的症状。肺癌晚期，因为毒素与消耗、感染、疼痛都会造成食欲不振、食量减少，所以常常导致体重下降、消瘦不堪。

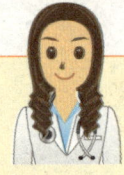

诱发肺癌的因素

诱发肺癌的因素主要有吸烟、空气污染和特定职业。

吸烟

吸烟是诱发肺癌的重要因素。烟雾中含有大量致癌物，包括苯并芘、甲醛等，能导致支气管黏膜上皮细胞增生，诱发上皮癌或未分化小细胞癌。

空气污染

空气污染，包括室内小环境污染和室外大环境污染。此外，室内二手烟、燃料燃烧和工业废气等都会引起肺癌。

特定职业

一些需要长期接触石棉、砷、镍、铬、煤烟、煤焦油、芥子气、矿物油等物质的人员比普通人的肺癌发病率高。

其他

肺癌的发生还与肺部慢性疾病（如肺结核、矽肺、尘肺）、免疫功能低下、遗传和代谢障碍等因素有关系。

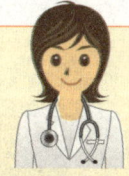

易发肺癌的人群

以下人群易患肺癌：①吸烟者，包括二手烟吸入者。②生活在工业发达、空气污染严重地区的人。③特定职业者，如长期接触放射性物质的职业人员。④肺部慢性疾病者。⑤免疫力低下者。

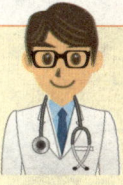

肺癌的危害

肺癌的危害很多，轻者咳嗽不止，重者危及生命。肺癌的危害主要有以下几点：

咳嗽不止

由于生长在支气管内的癌块会不断刺激敏感的支气管内神经，往往会引发持续而且剧烈的咳嗽。

影响呼吸功能

癌症患者的支气管被癌肿阻塞会影响气体交换，使患者感到胸闷气短，对肺的呼吸功能产生严重的影响。

诱发肺炎

癌肿堵塞支气管导致支气管内的分泌物不易排出，非常有利于细菌繁殖，细菌不断繁殖会引发肺炎。这种肺炎被称为阻塞性肺炎，极难治愈。

危及生命

肺癌恶化后很可能向全身各个部位蔓延，如果蔓延到脑部、肝脏或其他重要器官，就很可能对人的生命造成非常严重的威胁。

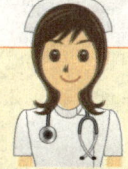

肺癌的类型

按照肺癌的发生部位，可以分为中心型、中间型和周围型。

中心型

中心型肺癌主要指发生在主支气管、叶支气管或者发生在段支气管，但是已经侵犯到叶支气管的肺癌。

中间型

中间型肺癌是指发生在段支气管的肺癌，如鳞癌、小细胞癌和大细胞癌。

周围型

周围型肺癌是指发生在段以下支气管的肺癌，如腺癌与细支气管的肺泡细胞癌都属于周围型肺癌。

肺癌调理食谱

西芹黄花菜炒肉丝

- 原料：西芹80克，黄花菜80克，彩椒60克，瘦肉200克，葱段少许
- 调料：盐3克，鸡粉3克，生抽5毫升，水淀粉5毫升，食用油适量
- 做法：

①泡好的黄花菜切去花蒂；洗净的彩椒、瘦肉、西芹切丝；将肉丝装入碗中，加入调味料、水淀粉，腌渍入味。

②锅中注水烧开，放入黄花菜，煮半分钟，捞出备用。

③锅中注油烧热，放入肉丝炒匀；放入西芹、黄花菜、彩椒翻炒；加入调味料，炒匀调味；放入葱段，炒至断生即可。

- 用法：佐餐食用。

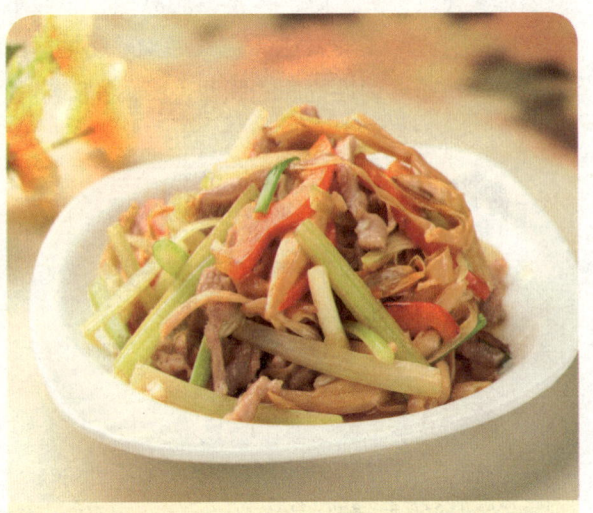

功效 本品具有养血平肝、抗肿瘤、排铅解毒的功效，适用于肺癌患者。

什锦芦笋

- 原料：无花果、百合各100克，芦笋、冬瓜各200克
- 调料：香油、盐、味精各适量
- 做法：

①芦笋洗净切斜段，放入开水锅中焯熟，捞出控水备用。

②鲜百合洗净掰片；冬瓜洗净切片；无花果洗净。

③油锅烧热，放芦笋、冬瓜煸炒；放入百合、无花果翻炒片刻；加盐、味精，淋香油装盘即可。

- 用法：佐餐食用。

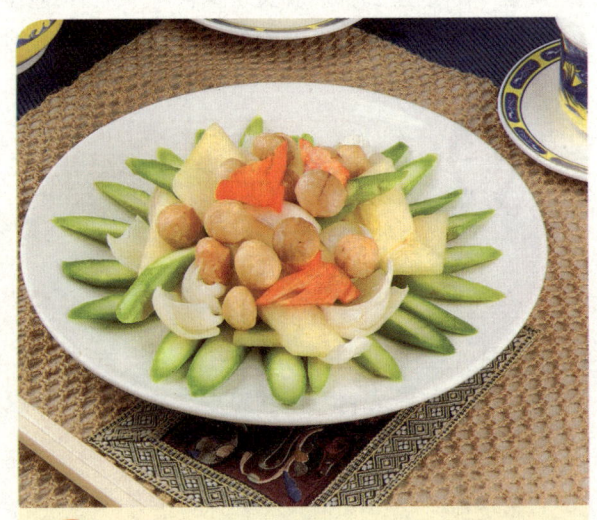

功效 本品具有消肿解毒、润肺止咳的功效，适用于肺燥或肺热咳嗽等症。

素拌西蓝花

- **原料**：西蓝花60克，胡萝卜15克，香菇15克
- **调料**：盐少许
- **做法**：

① 西蓝花洗净，切朵；胡萝卜洗净，切片；香菇洗净，切片。
② 将适量的水烧开后，先把胡萝卜放入锅中烧煮至熟，再把切好的西蓝花和香菇放入开水中煮，至食材熟透，捞出备用。
③ 加入适量盐，搅拌均匀，即可捞出。

- **用法**：佐餐食用。

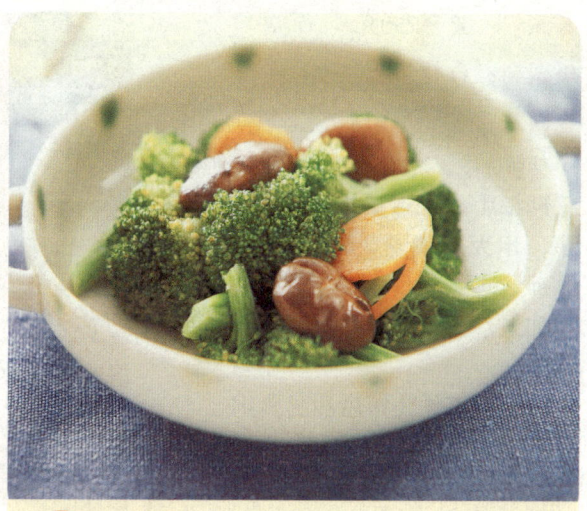

功效：本品具有补脾和胃、补肾填精的功效，常食能提高机体免疫力。

牛奶煲木瓜

- **原料**：木瓜200克，牛奶300毫升
- **做法**：

① 木瓜洗净，削皮去籽，切成大块，备用。
② 砂锅置火上，将牛奶倒入砂锅内，大火加热。
③ 待牛奶煮开后，放入木瓜块，大火煮至木瓜熟烂，盛入碗中，待稍凉即可食用。

- **用法**：可作为餐后甜品食用。

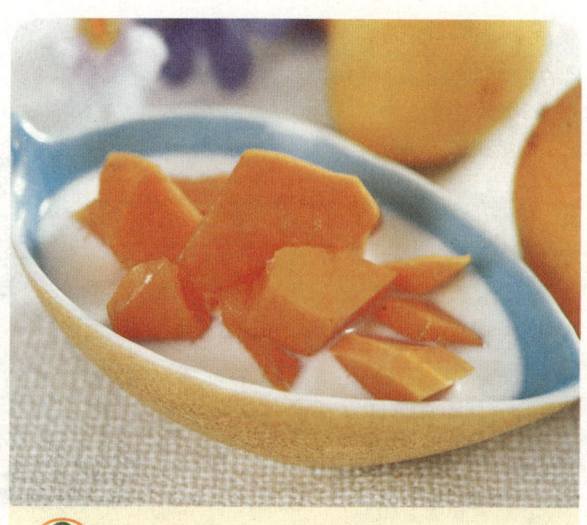

功效：本品具有补虚益肺、生津润肺之功效，常食能防治肺癌。

菠萝甜汤

- **原料**：菠萝250克
- **调料**：白糖60克
- **做法**：

①菠萝去皮，洗净，切成块状，备用。
②砂锅中加入适量清水，放入菠萝块，用大火煮沸，再转小火续煮7分钟。
③加入适量白糖，搅拌均匀至入味即成。

- **用法**：可作为饭后甜品食用。

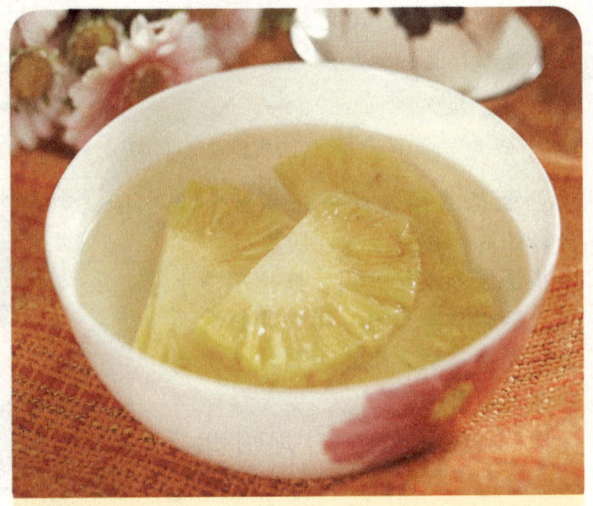

功效：本品具有清暑解渴、补血破瘀等功效，适用于肺癌患者。

灵芝养心汤

- **原料**：鸡腿1只，灵芝3片，香菇2朵，杜仲5克，淮山10克，红枣6颗，丹参10克
- **调料**：盐适量
- **做法**：

①鸡腿洗净，以开水焯烫。
②砂锅放入适量水烧开后，将所用料放入锅中煮沸，再转小火煮约1小时。
③加入盐调味即可。

- **用法**：佐餐食用。

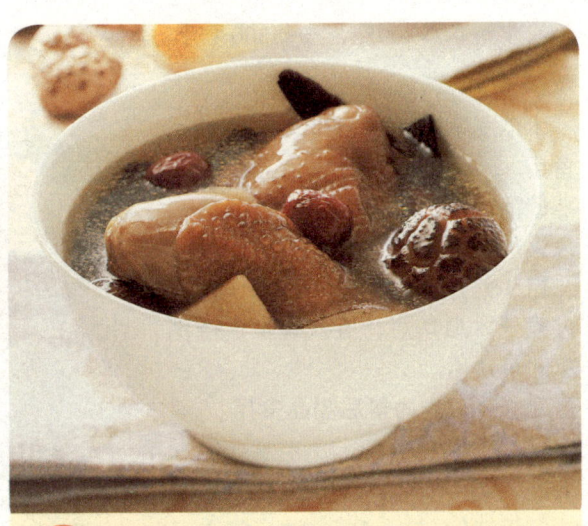

功效：本品具有免疫调节、抗氧化、抗肿瘤的作用，肺癌患者常食有益。

鹿芪煲鸡汤

- **原料**：鸡500克，瘦肉300克，鹿茸20克，黄芪20克
- **调料**：生姜10克，盐5克，味精3克
- **做法**：

①将鹿茸片放置清水中洗净；黄芪洗净；生姜去皮，切片；瘦肉切成厚块。
②将鸡洗净，斩成块，放入沸水中焯去血水，捞出备用。
③砂锅内注入适量水，放入备好的材料大火煮沸后，再改小火煮3小时，调入盐、味精即可。

- **用法**：佐餐食用。

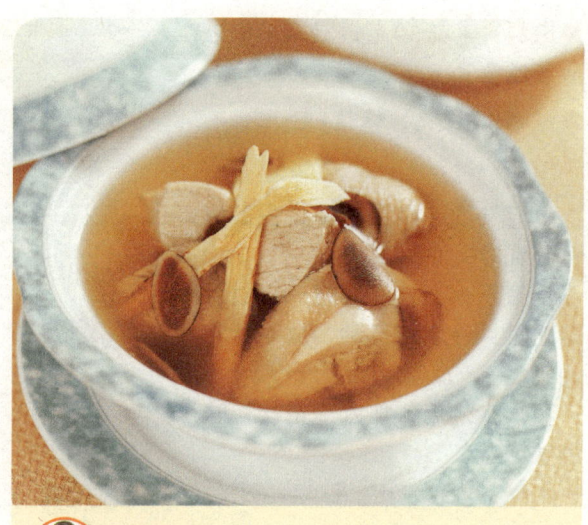

功效 本品具有补中益气、补髓健骨的功效，适宜肺癌患者食用。

莲子百合汤

- **原料**：莲子50克，百合10克，黑豆300克
- **调料**：陈皮1克，淡奶或鲜椰汁适量，冰糖300克
- **做法**：

①莲子洗净；百合洗净浸泡；黑豆洗净，用沸水浸泡1小时。
②砂锅注水烧开，放黑豆，用大火煮半小时，撇去浮出的豆壳；放莲子、百合，用中火煮45分钟，若水少可添加沸水。
③改用慢火煮1小时，放冰糖、陈皮，待冰糖溶化后加入椰汁或淡奶即成。

- **用法**：可作为饭后甜点食用。

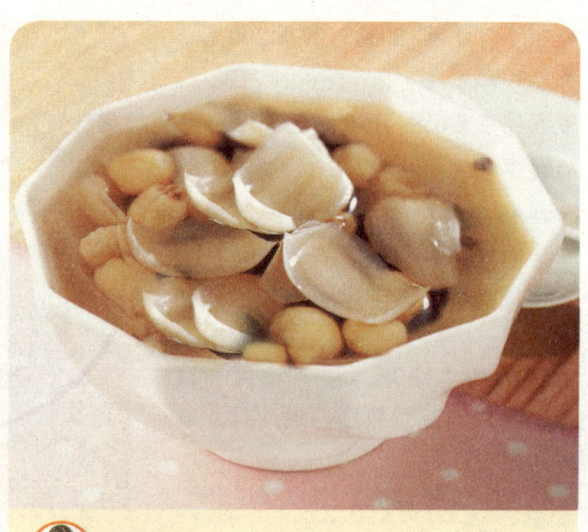

功效 本品具有益心补肾、固精安神的功效，常食可防治肺癌。

肺病中医食养方

草菇竹荪汤

● 原料：草菇50克，竹荪100克，油菜适量

● 调料：盐3克，味精1克

● 做法：
① 草菇洗净，用温水焯过后备用；竹荪洗净；油菜洗净。
② 锅置于火上，注油烧热，放入草菇略炒；注水煮至沸，放入竹荪、油菜。
③ 再次煮沸后，加入适量盐、味精调味即可。

● 用法：佐餐食用。

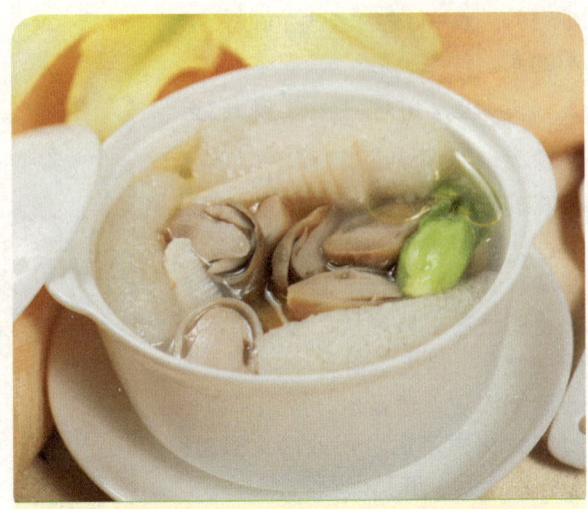

功效 本品具有滋补强壮的功效，主治肺虚热咳等病症，常食可防治肺癌。

洋葱排骨汤

● 原料：洋葱150克，排骨200克，姜片10克

● 调料：盐6克，味精3克

● 做法：
① 排骨洗净，剁成小段；洋葱洗净，切成片。
② 将排骨段放入沸水中稍焯后，捞出备用。
③ 锅中加水烧开，放入排骨、洋葱、姜片一起煮熟后，调入盐、味精即可。

● 用法：佐餐食用。

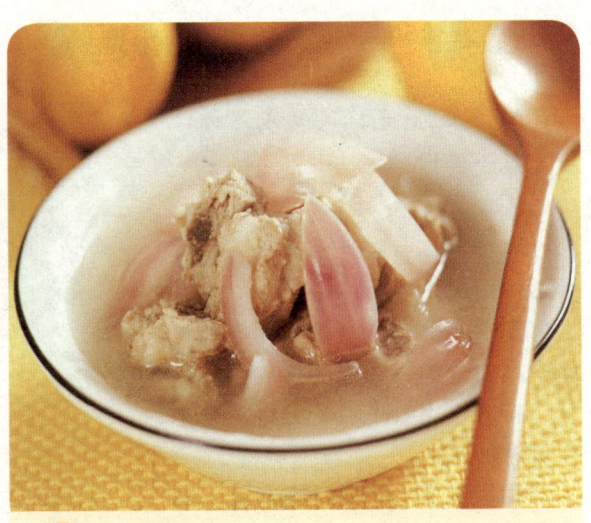

功效 本品具有预防癌症、维护血管健康等功效，适用于肺癌患者。

花生银耳粥

- **原料**：银耳20克，花生米30克，大米80克
- **调料**：白糖3克
- **做法**：

①大米泡发洗净；银耳泡发洗净，切碎；花生米泡发，洗净，备用。
②砂锅置火上，注入适量清水，放入大米、花生米同煮至米粒开花。
③放入银耳，煮至浓稠，再调入白糖拌匀即可。

- **用法**：可作为主食。

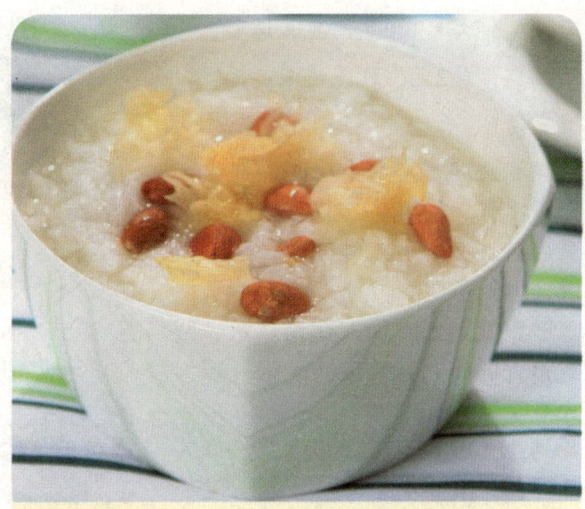

功效 本品能滋阴润肺，增强免疫力，适合肺癌患者食用。

桂圆参须粥

- **原料**：糯米100克，桂圆肉30克，参须10克
- **调料**：白糖5克
- **做法**：

①糯米清洗干净，用清水浸泡半小时；桂圆肉、参须分别清洗干净，备用。
②砂锅置火上，放入糯米，加适量清水煮至粥将成。
③放入桂圆肉、参须，煮至入味，加白糖调匀即可。

- **用法**：可作为主食。

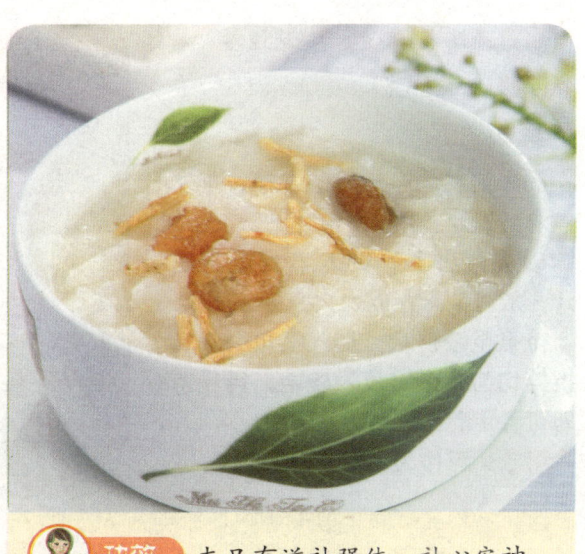

功效 本品有滋补强体、补心安神、补脾益肺的功效，常食可防治肺癌。

肺病中医食养方

鹿茸粥

- **原料**：大米100克，鹿茸适量
- **调料**：盐2克，葱花适量
- **做法**：

① 大米洗净，浸泡半小时后捞出，沥干水分，备用。
② 鹿茸洗净，放入砂锅中，加水煮沸，取汁备用。
③ 砂锅置火上，加入适量清水，倒入煮好的鹿茸汁，放入大米，以大火煮至米粒开花。
④ 转小火续煮至粥呈浓稠状，调入盐拌匀，撒葱花即可。

- **用法**：可作为主食，每日1次。

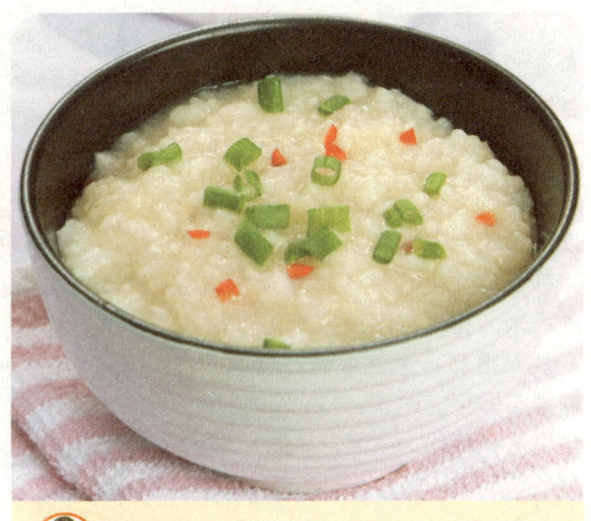

功效　本品具有补肾壮阳、补髓健骨的功效，适用于肺癌患者。

灵芝糯米粥

- **原料**：糯米100克，灵芝适量
- **调料**：白糖3克
- **做法**：

① 糯米泡发洗净；灵芝洗净，加水煮沸，取汁备用。
② 砂锅置火上，倒入煮好的灵芝汁，放入糯米，以大火煮开。
③ 待煮至浓稠状，加入适量白糖，搅拌均匀，盛出放入碗中，待稍凉即可食用。

- **用法**：可作为主食，每日1次。

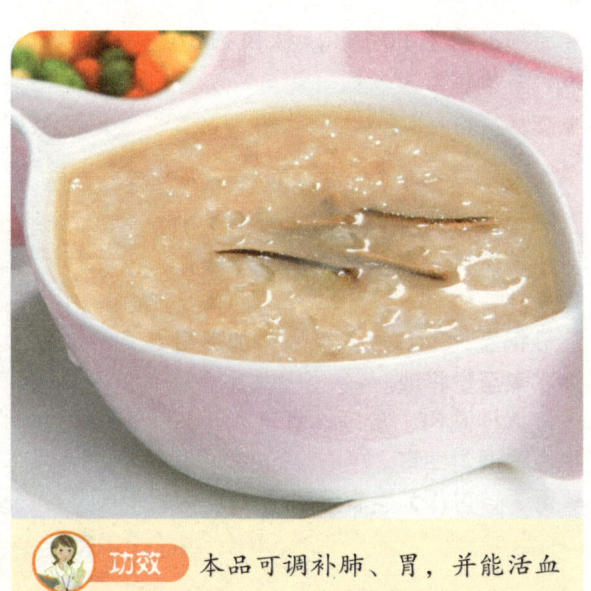

功效　本品可调补肺、胃，并能活血润燥，强心补脑，防癌抗癌。

人参枸杞保健粥

● 原料：人参15克，枸杞20克，大米100克

● 调料：白糖8克，葱花适量

● 做法：

①人参洗净，切小块；枸杞泡发洗净；大米泡发洗净。
②砂锅置火上，注入水后，放入大米，用大火煮至米粒开花。
③放入枸杞、人参，用小火熬至粥成，放入适量白糖，搅拌均匀，至粥入味，撒上葱花即成。

● 用法：可作为主食食用。

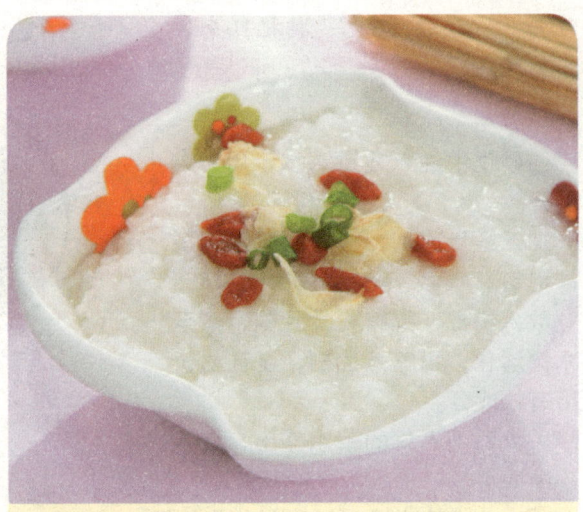

功效 此粥具有滋补强身、补血养颜、补中益气、防癌抗癌的功效。

银耳玉米沙参粥

● 原料：银耳、玉米粒、沙参各适量，大米100克

● 调料：盐3克，葱花少许

● 做法：

①玉米粒洗净；沙参洗净；银耳泡发洗净，撕成小朵；大米洗净。
②砂锅置火上，注水，放入大米、玉米粒，用旺火煮至米粒完全绽开。
③放入沙参、银耳，用文火煮至粥成，闻见香味时，放入盐调味，撒上葱花即可。

● 用法：可作为主食食用。

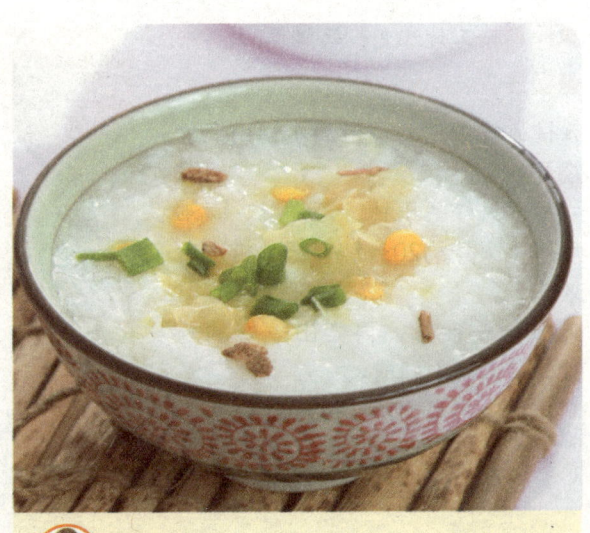

功效 本品有滋阴润肺、止咳化痰的功效，肺癌患者可常食。

调养肺癌的药茶

绞股蓝枸杞茶

● **原料**：绞股蓝5克，枸杞10克，冰糖30克

● **做法**：

① 往砂锅中注入适量清水，用大火烧开。
② 加入适量冰糖，放入绞股蓝，搅拌均匀。
③ 放入枸杞，继续搅拌片刻，煮至冰糖溶化，再略煮片刻，至药材析出有效成分。
④ 关火后把煮好的茶水盛出，装入碗中即可。

● **用法**：代茶饮用，每日1剂。

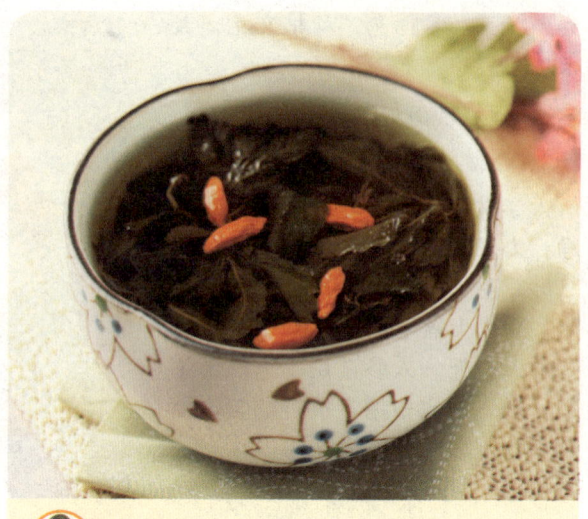

功效：本品具有化痰止咳、清热解毒的功效，常饮能防治肺癌。

玉竹西洋参茶

● **原料**：玉竹20克，西洋参3片

● **做法**：

① 往砂锅中注入适量清水，用大火烧开。
② 放入洗净的玉竹、西洋参，煮沸后用小火煮约20分钟，至其析出有效成分。
③ 搅拌一会儿，再盛出煮好的药茶，装入碗中即成。

● **用法**：代茶饮用，每日1剂。

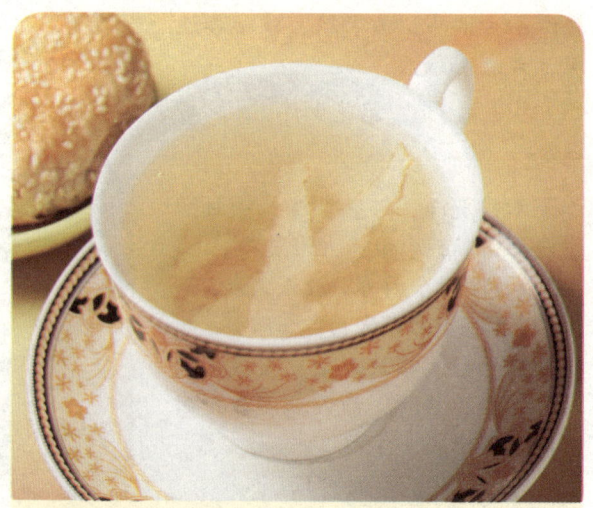

功效：本品具有养阴润燥、除烦止渴的功效，适用于肺癌患者。

姜丝绿茶

● 原料：生姜15克，绿茶叶8克

● 做法：

① 将生姜洗净去皮，切成丝；绿茶叶用沸水快速过一次水。

② 取一个干净的茶壶，把绿茶叶装入茶壶中，放入备好的姜丝。

③ 往茶壶中倒入适量的开水，至八九分满，闷5分钟，至茶水散发出清香味。

④ 把茶水倒入备好的茶杯中，趁热饮用即可。

● 用法：代茶饮用，每日1剂。

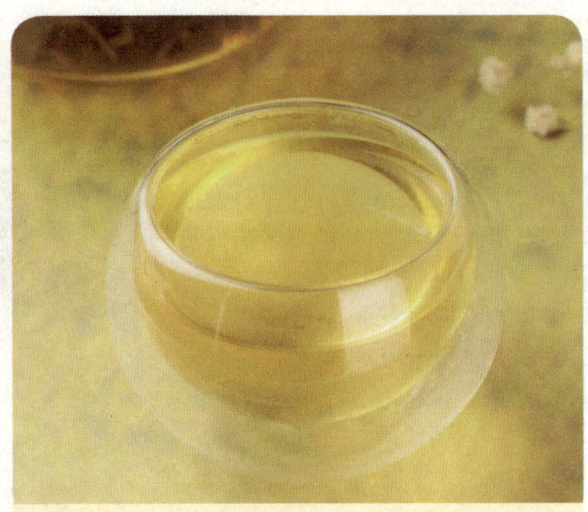

功效 本品有止呕、止咳的功效，有助于防癌抗癌，杀菌消炎。

菊花山楂绿茶

● 原料：山楂25克，绿茶叶5克，菊花4克

● 做法：

① 砂锅中注入适量清水烧开，放入洗净的山楂，煮沸后用小火煮约5分钟，至其析出有效成分；转中火续煮一会儿，保温备用。

② 取一个干净的茶杯，放入绿茶叶、菊花，倒入锅中的少许开水，清洗一遍，去除杂质。

③ 倒出杯中的热水，再次盛入锅中的开水至八九分满，泡约3分钟，至茶汁散出花香味即可。

● 用法：代茶饮用，每日1剂。

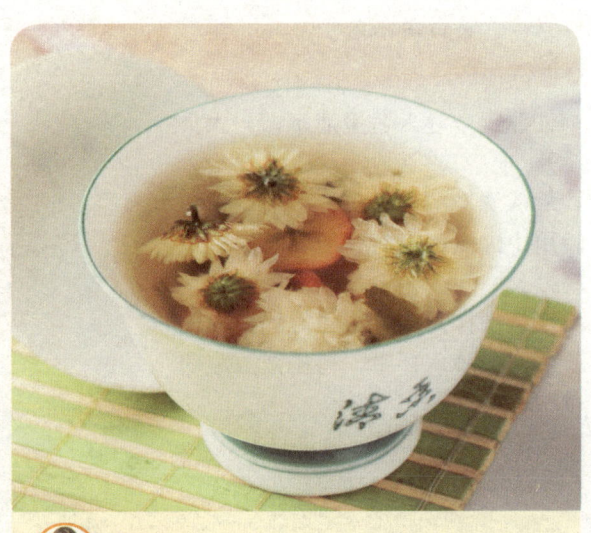

功效 本品具有清热解毒、活血化瘀的功效，经常饮用能有效防治肺癌。

夏枯草杜仲茶

- **原料：** 夏枯草12克，杜仲15克
- **做法：**

①往砂锅中注入适量清水，用大火烧开。
②放入备好的夏枯草、杜仲，搅拌均匀，用小火煮20分钟，至药材析出有效成分。
③将药材及杂质捞干净。
④关火后盛出煮好的药茶，装入干净的碗中，待稍微放凉即可饮用。

- **用法：** 代茶饮用，每日1剂。

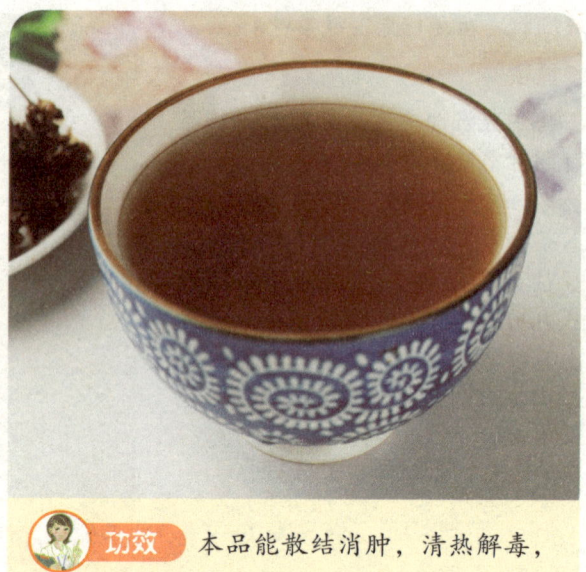

功效 本品能散结消肿，清热解毒，祛痰止咳，适合肺癌患者饮用。

桑白皮茶

- **原料：** 桑白皮15克
- **做法：**

①往砂锅中注入适量清水，用大火烧开。
②放入洗净的桑白皮，搅拌均匀，转用小火煮20分钟，至其析出有效成分。
③继续搅拌片刻，将煮好的桑白皮茶盛出，装入杯中，待稍微放凉即可饮用。

- **用法：** 代茶饮用，每日1剂。

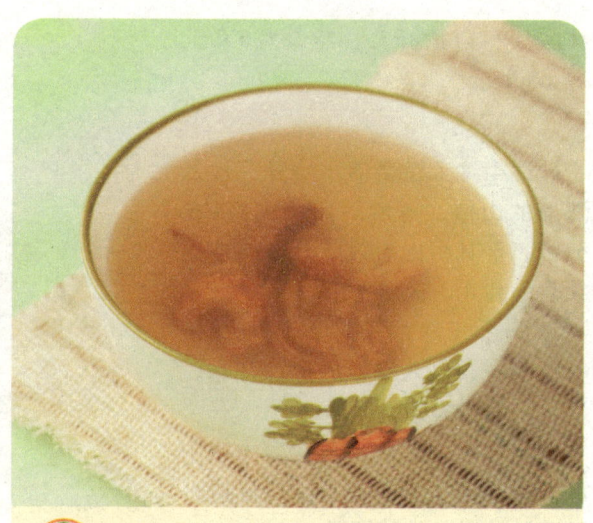

功效 本品具有防癌抗癌、祛痰止咳的功效，肺癌患者可常饮。

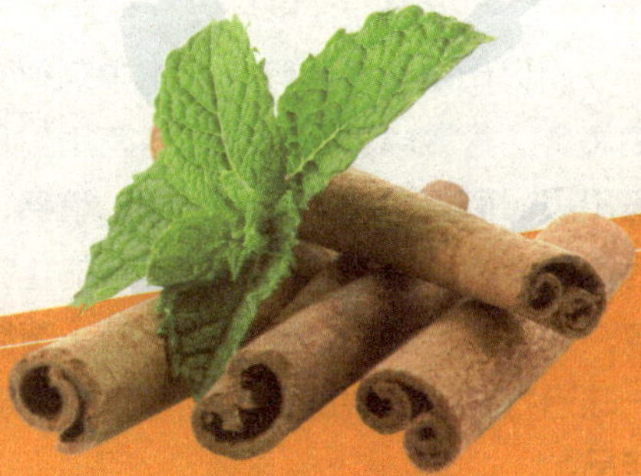

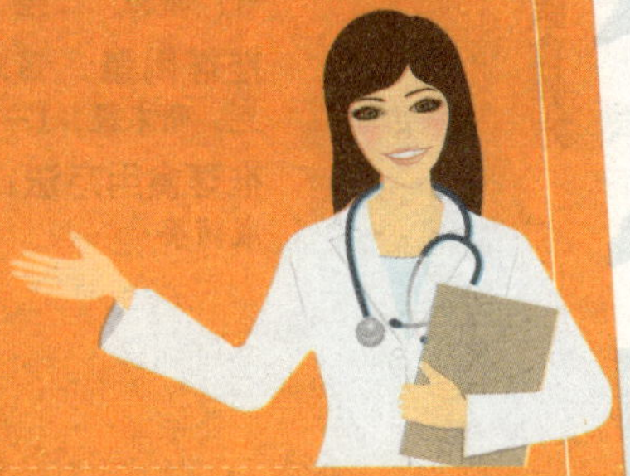

Part 9 常见养肺中医药膳方

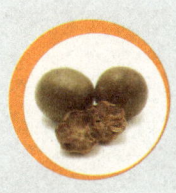

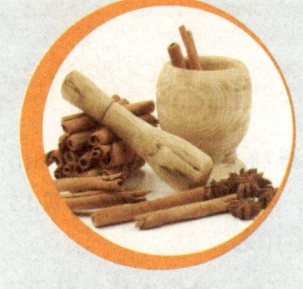

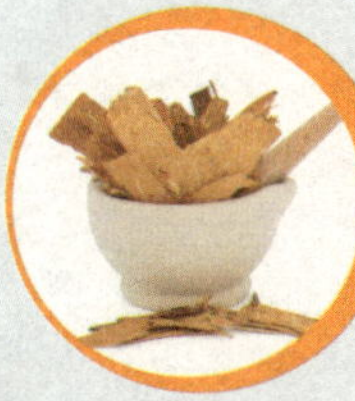

中医认为，肺为"娇脏"，主皮肤和毛发，风寒湿邪容易侵犯肺脏，出现咳嗽、气喘等症状。因此，可以针对自己的体质，选用一些具有散寒、祛风、除湿等功效的中药材，与相应的食物搭配，制作成美味药膳。只要经常食用，就可不知不觉地调理好肺脏。

另外，按照传统中医的五行理论，肺属金，对应四季中的秋季。秋季气候干燥，易致燥邪伤肺，所以秋季养肺的关键在于"润燥"。本章推荐多种具有养肺功效的常用中药材，并介绍了其用法用量、服用注意事项等，还推荐了最佳搭配的药膳方，希望将养肺进行到底。

肺病中医食养方

川贝母

- 别名：贝母、空草、苦花、勤母
- 性味归经：性微寒，味苦、甘；归肺、心经
- 推荐用量：煎服，3～10克；研末服，1～2克
- 推荐食用方法：炖汤或煮成药茶

养肺功效

川贝母是润肺止咳的名贵中药材，应用历史悠久，疗效卓著。川贝母含有川贝母碱、去氢川贝母碱等，有镇咳、化痰、镇痛、降压等药理作用。川贝母不仅具有良好的止咳化痰功效，而且能养肺阴、宣肺、润肺、清肺热，是一味治疗久咳痰喘的良药，可作为调养润肺之佳品。

食用注意

①根据药性，川贝母反乌头、矾石、莽草，恶桃花，所以不宜与以上药材同用。
②脾胃虚寒及有湿痰者不宜用。

天冬川贝猪肺汤

- 原料：猪肺300克，白萝卜200克，姜片、南杏仁各20克，川贝15克，天门冬10克
- 调料：盐3克，鸡粉少许，料酒7毫升
- 做法：

①白萝卜切成小丁。
②处理干净的猪肺焯水。
③砂锅中注水烧热，放入姜片，放入南杏仁、川贝、天门冬，放入猪肺，淋入料酒提味，烧开后用小火煲煮约60分钟，至食材熟软。
④放入白萝卜丁，用小火续煮约20分钟，至食材熟透，加入少许盐、鸡粉调味即可。

功效 本品具有滋阴润肺、化痰止咳的功效，是养肺的食疗佳品。

玉竹

- 🥣 **别名**：尾参、玉参、萎蕤、铃铛菜
- ❋ **性味归经**：性平，味甘；归肺、胃经
- 📜 **推荐用量**：煎服，6~12克
- 🍲 **推荐食用方法**：炖汤或煮成药茶

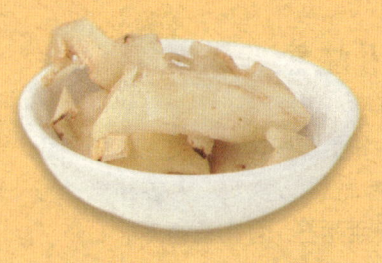

养肺功效

玉竹养阴，润燥，除烦，止渴，治热病阴伤、咳嗽烦渴、虚劳发热、消谷易饥、小便频数等症。玉竹与沙参、麦冬等配伍可治肺胃燥热、阴虚咳嗽等症。对于治疗平素阴虚而新患感冒、有风热咳嗽、肺燥等表现者有很好的疗效。玉竹还可以补中益气、调理气血，在治疗呼吸系统疾病的同时，也能强壮身体。

食用注意

①胃有痰湿气滞者忌服，脾虚便溏者慎服。
②玉竹畏咸卤。

Part9 常见养肺中医药膳方

人参玉竹莲子鸡汤

- **原料**：人参4克，玉竹6克，水发莲子60克，鸡块350克，姜片少许
- **调料**：盐、鸡粉、料酒各适量
- **做法**：

①锅中注入适量清水烧开，放入鸡块，淋入适量料酒，煮沸，焯去血水，捞出备用。
②砂锅注入适量清水烧开，倒入莲子、人参和玉竹，放入鸡块，淋入适量料酒，小火炖40分钟至熟。
③放入鸡粉、盐，用锅勺拌匀调味即可。

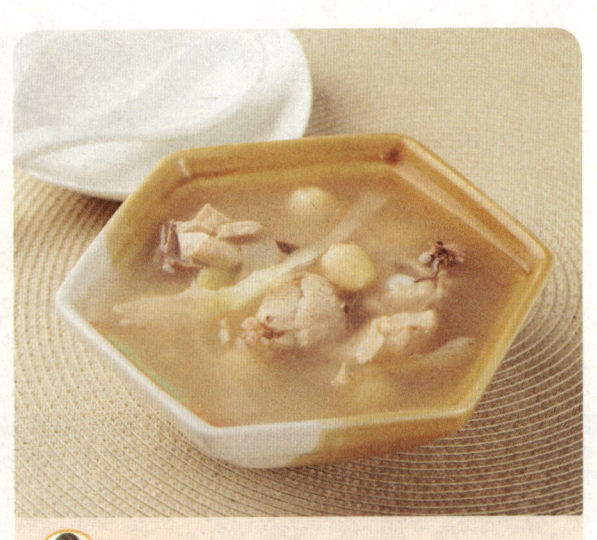

功效 本品具有补中益气、清肺润肺的功效，是肺病患者的滋补佳品。

~113~

肺病中医食养方

人参

- **别名**：黄参、棒槌、血参、人衔、鬼盖、神草、土精、地精
- **性味归经**：性平，味甘、微苦；归脾、肺、心经
- **推荐用量**：煎服，3~10克；研末服，1~2克
- **推荐食用方法**：炖汤或煮成药茶

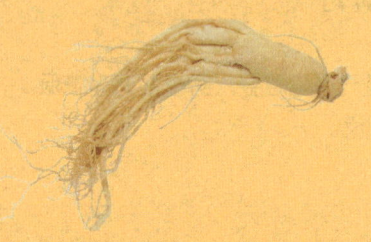

养肺功效

人参自古以来便有"百草之王"的美誉，更被东方医学界誉为"滋阴补生，扶正固本"之极品。人参为强壮滋补药，适用于调理血压、恢复心脏功能、改善神经衰弱及身体虚弱等症，亦为补肺要药，可改善短气喘促、懒言声微等肺气虚衰症状。治疗肺气咳喘、痰多者，常与五味子、苏子、杏仁等药同用。但肺结核患者忌服人参。

食用注意

①反藜芦、畏五灵脂、恶皂荚，应忌同用。
②服用人参后忌吃萝卜，人参补气，萝卜破气，二者作用相左，互相抵消。

枸杞人参茶

- **原料**：人参5克，枸杞3克
- **做法**：

①往砂锅中注入适量清水，用大火烧开。
②放入清洗干净的人参、枸杞，转用小火煮约15分钟，至其析出有效成分。
③略微搅动片刻，把煮好的人参茶盛出，装入杯中即可。

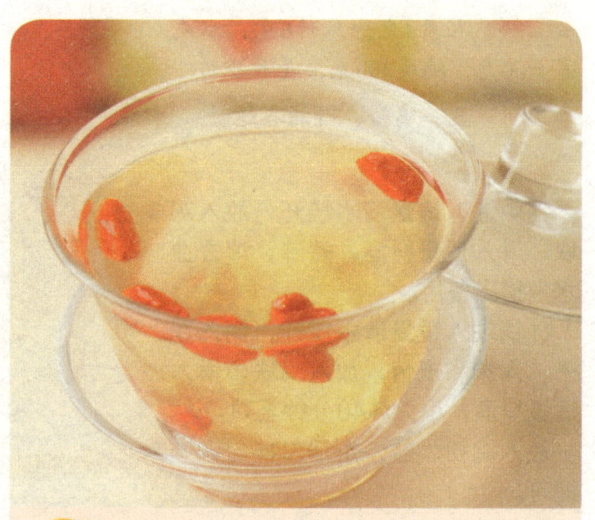

功效 本品具有清肝明目、补中益气的功效，适合肺病患者滋补益气之用。

西洋参

- 别名：花旗参
- 性味归经：性凉，味甘、微苦，归心、肺、肾经
- 推荐用量：煎服，3～6克
- 推荐食用方法：炖汤或煮成药茶

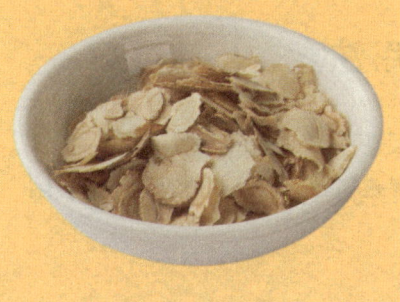

养肺功效

西洋参具有补气养阴、清热生津的功效，用于气虚阴亏、内热、咳喘痰血、虚热烦倦、消渴、口燥咽干等症。西洋参作为补气保健首选药材，可以促进血清蛋白、骨髓蛋白、器官蛋白等合成，提高机体免疫力，抑制癌细胞生长，有效抵抗癌症，是呼吸系统疾病如支气管炎、肺气肿、肺结核患者的首选药材。

食用注意

①服用西洋参的同时不能喝浓茶，因茶叶中含有大量的鞣酸，会破坏西洋参中的有效成分。
②西洋参不能和萝卜一起服用，也不宜与藜芦同用。

西洋参瘦肉汤

- 原料：猪瘦肉90克，西洋参6克，枸杞少许
- 调料：盐、鸡粉各少许，料酒4毫升
- 做法：

①将洗净的猪瘦肉切成肉丁。
②砂锅中注水烧开，放入洗净的西洋参，放入瘦肉丁，淋入少许料酒提鲜，煮沸后转小火炖煮约20分钟，至食材熟软。
③加入少许盐、鸡粉，拌匀调味，续煮至汤汁入味，撒上备好的枸杞即成。

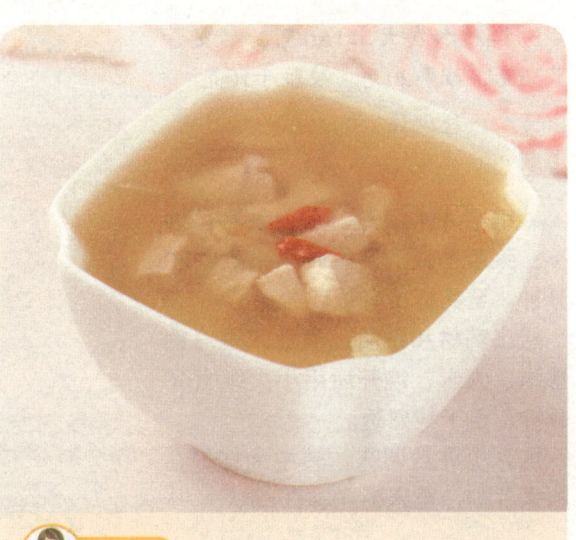

功效 本品具有补气养阴、清热生津的功效，适合肺病患者饮用。

肺病中医食养方

南沙参

- 别名：三叶沙参、山沙参、龙须沙参
- 性味归经：性微寒，味甘；归肺、胃经
- 推荐用量：煎服，9~15克
- 推荐食用方法：炖汤或煮粥食用

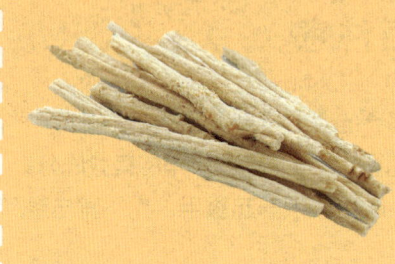

养肺功效

南沙参能补肺阴、润肺燥，兼能清肺热，亦适用于阴虚肺燥有热之干咳痰少、咳血或咽干音哑等症。南沙参对肺燥痰黏、咯痰不利者有一定的祛痰作用，可促进排痰；对气阴两伤者，还略能补脾肺之气，可气阴两补。南沙参常与北沙参、麦冬、杏仁等润肺清肺及对症之品配伍。

食用注意

①南沙参反藜芦，二者不可同用。
②因南沙参性微寒，故脾胃虚寒者不宜食用。

沙参薏米粥

- 原料：水发大米150克，水发薏米85克，沙参20克，莱菔子10克
- 调料：盐少许
- 做法：

①砂锅中注水烧开，放入洗净的沙参、莱菔子，煮沸后转小火煮约20分钟，至其析出有效成分。
②捞出药材和杂质，再放入洗净的薏米、大米，烧开后用小火续煮40分钟，至米粒熟透。
③加入少许盐调味，转中火拌匀，略煮片刻，至米粥入味即成。

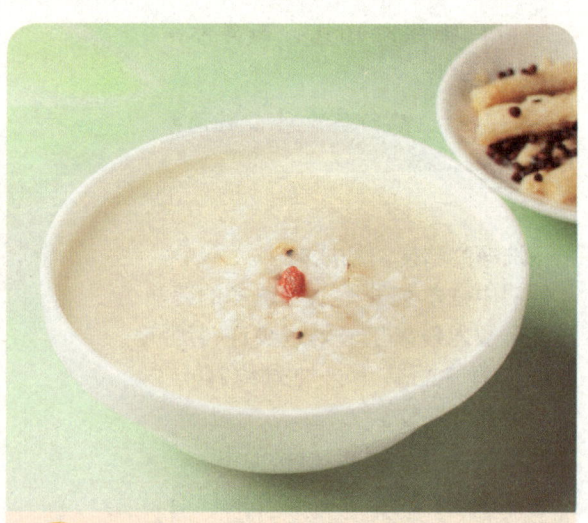

功效 本品具有清热养阴、润肺止咳的功效，是肺病患者的清肺佳品。

陈皮

- 别名：橘皮、贵老、红皮、黄橘皮、广橘皮
- 性味归经：性温，味辛、苦；归脾、肺经
- 推荐用量：煎服，3~9克
- 推荐食用方法：炖汤或煮成药茶

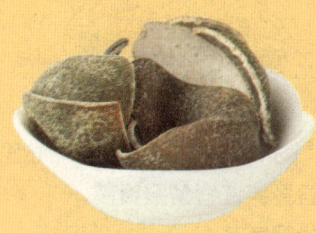

养肺功效

陈皮理气健脾，燥湿化痰，且能宣肺止咳，治痰多咳喘、气壅食停，为治痰之要药。鲜橘皮煎剂有扩张气管的作用；挥发油有刺激性祛痰作用，主要有效成分为柠檬烯。陈皮在日常生活中非常常见，方便取材，且性温，无诸多注意。因此，有肺部疾病的患者可以日常冲泡代茶饮。

食用注意

①陈皮不宜与半夏、南星同用；不宜与温热香燥药同用。
②气虚体燥、阴虚燥咳、吐血及内有实热者慎服。

青萝卜陈皮鸭汤

- 原料：青萝卜300克，鸭肉600克，陈皮、姜片各适量
- 调料：盐3克，鸡粉3克，料酒20毫升
- 做法：

①青萝卜切成丁；鸭肉斩成小块。
②锅中注入适量清水烧开，放入鸭块，加入少许料酒，煮至沸，焯去血水，捞出备用。
③砂锅中注入适量清水烧开，放入陈皮、姜片，放入鸭块，再淋入料酒，烧开后用小火煮20分钟。
④放入青萝卜，用小火再煮20分钟，放盐、鸡粉，搅匀调味即可。

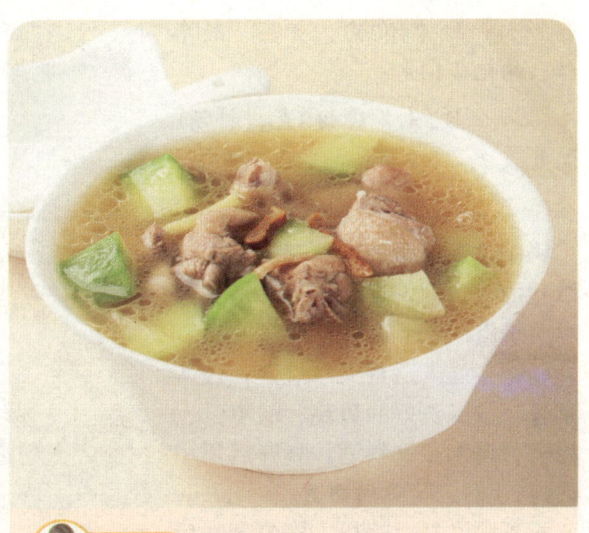

功效 本品具有滋阴润肺的功效，尤其适合肺癌患者食用。

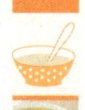

肺病中医食养方

黄芪

- 别名：棉芪，黄耆，独椹，蜀脂，百本
- 性味归经：味甘，性温；归脾、肺经
- 推荐用量：煎服，9~30克
- 推荐食用方法：炖汤食用

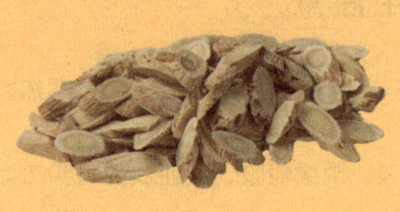

养肺功效

黄芪是百姓经常使用的中药材。用黄芪煎汤或用黄芪泡水代茶饮，具有良好的防病保健作用。黄芪中含有黄芪甲苷、黄芪皂苷、大豆皂苷、黄芪多糖、甜菜碱、胆碱、硒等，具有补气固表、利尿托毒、排脓敛疮、生肌之功效。黄芪还能补益肺气，可用于肺气虚弱、咳喘日久、气短神疲等症，常与紫菀、款冬花、杏仁等祛痰止咳平喘之品配伍。

食用注意

①表实邪盛、气滞湿阻、食积停滞、痈疽初起或溃后热毒尚盛等实证者禁服黄芪。
②阴虚阳亢者禁服黄芪。

黄芪飘香猪骨汤

- **原料**：猪骨400克，黄芪、酸枣仁、枸杞各10克
- **调料**：盐2克，鸡粉2克，料酒8毫升
- **做法**：

①锅中注入适量清水烧开，淋入适量料酒，放入洗净的猪骨，焯去血水，捞出，沥干备用。
②砂锅中注入适量清水烧开，放入猪骨，放入洗好的黄芪、酸枣仁、枸杞，淋入少许料酒，烧开后用小火炖1小时，至食材熟透。
③放入少许盐、鸡粉，拌匀调味后盛出即可。

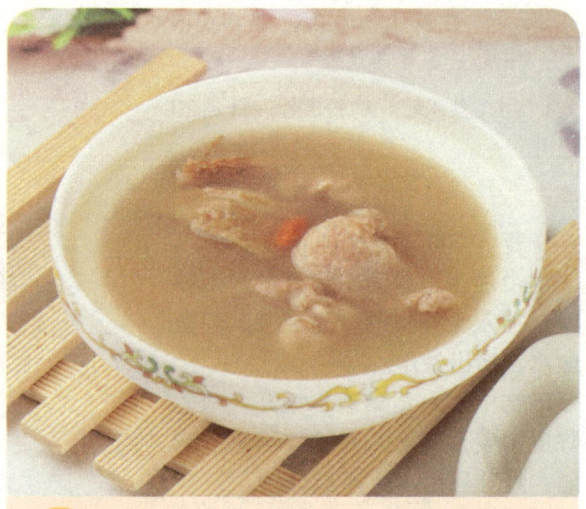

功效 本品具有养血安神、补中益气的功效，适合肺病患者食用。

阿胶

- 别名：驴皮胶
- 性味归经：性平，味甘；归肺、肝、肾经
- 推荐用量：入汤剂应烊化冲服，5～15克
- 推荐食用方法：炖汤或煮成药茶

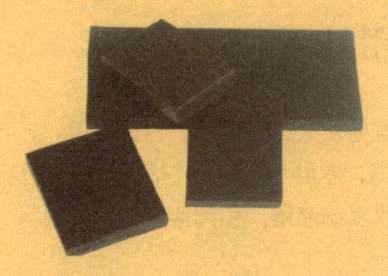

养肺功效

阿胶为血肉有情之品，归肺、肝、肾经，甘平质润，滋阴润肺，常配马兜铃、牛蒡子、杏仁等同用治疗肺热阴虚、燥咳痰少、咽喉干燥、痰中带血。也可与桑叶、杏仁、麦冬等同用，治疗燥邪伤肺、干咳无痰、心烦口渴、鼻燥咽干等症。

食用注意

①阿胶黏腻，有碍消化，脾胃虚弱者慎用。
②三高人群慎用；有炎症时暂停服用；感冒时不要服用。

Part9 常见养肺中医药膳方

阿胶牛肉汤

- **原料**：阿胶8克，姜片25克，牛肉150克
- **调料**：米酒15毫升，盐2克
- **做法**：

①洗净的牛肉切成片。
②锅中注入适量清水烧开，放入牛肉，煮沸，焯去血水，捞出备用。
③砂锅中注入适量清水烧开，放入牛肉片，放入姜片，淋入适量米酒，烧开后用小火煮40分钟，至食材熟透。
④放入阿胶，搅拌均匀，煮至溶化；加入少许盐，拌匀调味即可。

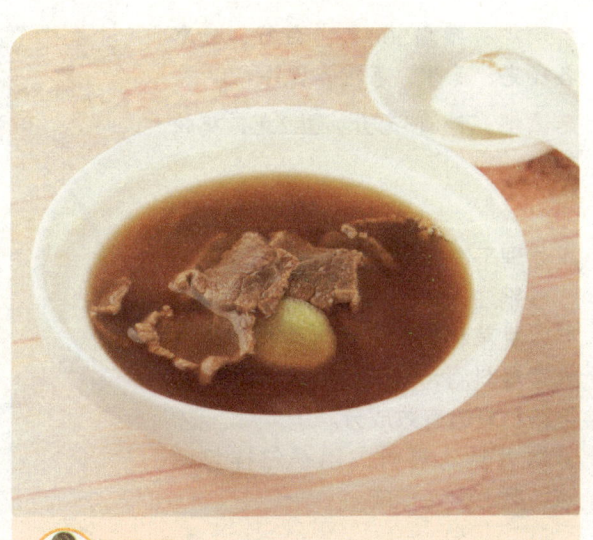

功效：本品具有补血止血、滋阴润燥的功效，是肺病患者的滋补佳品。

~119~

肺病中医食养方

甘草

- **别名**：甜草根、红甘草、粉甘草
- **性味归经**：性平，味甘；归心、肺、脾、胃经
- **推荐用量**：煎服，1.5~9克
- **推荐食用方法**：炖汤食用

养肺功效

甘草能补脾益气，祛痰止咳，缓急止痛，清热解毒，调和诸药。甘草单用有效，也可随证配伍用于寒热虚实多种咳喘，有痰无痰均宜。甘草有明显的镇咳作用，祛痰作用也较显著，还有一定的平喘作用，对于抗菌、抗病毒、抗炎、抗过敏、保护发炎的咽喉和气管黏膜均有疗效。

食用注意

①甘草不宜与京大戟、芫花、甘遂同用。
②湿盛胀满、水肿者不宜用甘草。大剂量久服甘草可导致水钠潴留，引起浮肿。

白芍甘草瘦肉汤

- **原料**：瘦肉300克，白芍、甘草各10克，姜片、葱花各少许
- **调料**：料酒8毫升，盐2克，鸡粉2克
- **做法**：
①处理干净的瘦肉切成丁。
②砂锅注入适量清水烧开，放入白芍、甘草和姜片，放入瘦肉丁，淋入适量料酒，烧开后小火炖30分钟至药材析出有效成分。
③放入盐、鸡粉，用锅勺拌匀调味，撒上葱花即成。

功效：本品具有补脾益气、清热解毒的功效，对肺病咳喘等症有很好的疗效。

罗汉果

- 别名：拉汗果、假苦瓜、光果木鳖、金不换、罗汉表、裸龟巴
- 性味归经：性凉，味甘；归肺、大肠经
- 推荐用量：煎服，10~30克
- 推荐食用方法：炖汤或煮成药茶

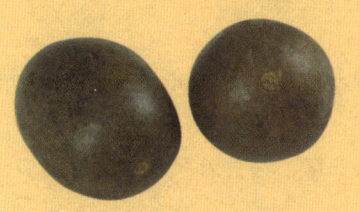

养肺功效

罗汉果清肺利咽，化痰止咳，润肠通便，主治百日咳、痰多咳嗽、血燥便秘等症。对于急性气管炎、急性扁桃体炎、咽喉炎、急性胃炎都有很好的疗效。其味甘性凉，善清肺热，可化痰饮，利咽止痛，常用于治痰咳、气喘。可单味煎服，如治咽痛失音，可单用泡茶饮。

食用注意

①经常腹泻的患者慎用。
②脾胃虚寒者不宜用。

Part9 常见养肺中医药膳方

罗汉果杏仁猪肺汤

- 原料：罗汉果5克，南杏仁30克，姜片35克，猪肺400克
- 调料：料酒10毫升，盐2克，鸡粉2克
- 做法：

①处理好的猪肺切成小块，备用。
②锅中注入适量清水烧热，放入猪肺，焯去血水，捞出洗净。
③砂锅中注入适量清水烧开，放入罗汉果、姜片，放入猪肺，淋入适量料酒，烧开后用小火炖1小时，至食材熟透。
④放入少许盐、鸡粉，搅拌片刻，至食材入味即可。

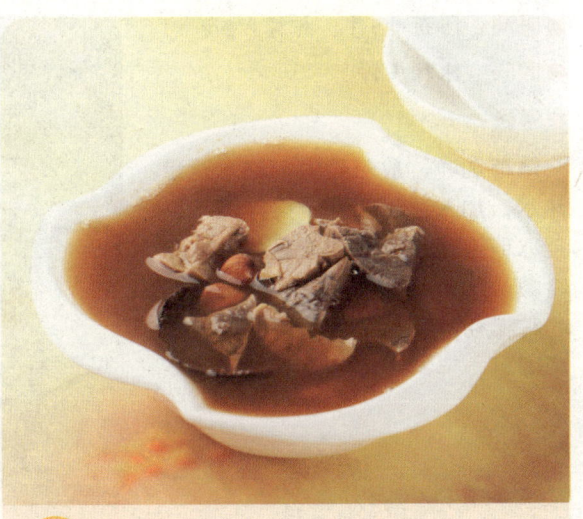

功效 本品具有滋阴润肺、化痰止咳的功效，适合肺病患者食用。

肺病中医食养方

薄荷

- 别名：野薄荷、夜息香
- 性味归经：性凉，味辛；归肺、肝经
- 推荐用量：煎服，3~6克，宜后下
- 推荐食用方法：煮成药茶

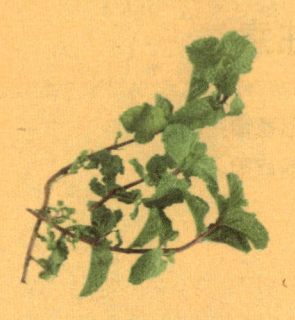

养肺功效

薄荷能疏散风热，清利头目，利咽透疹，疏肝行气。薄荷中有薄荷醇、薄荷酮、异薄荷酮、薄荷脑、薄荷酯类等多种成分。薄荷脑有抗刺激作用，可使气管产生新的分泌物，而使稠厚的黏液易于排出，故有祛痰作用，并有良好的止咳作用。薄荷精油有解痉作用，对呼吸道炎症起到辅助治疗的效果。

食用注意

①阴虚血燥者、肝阳偏亢者、表虚汗多者忌服薄荷。
②薄荷芳香辛散，发汗耗气，故体虚多汗者不宜食用。

薄荷柠檬茶

- 原料：薄荷叶5片、柠檬1/2个
- 调料：冰糖少许
- 做法：

①薄荷洗净，放入壶中，冲入适量热水，加入适量冰糖，搅拌均匀，至冰糖溶化，待茶放凉后放入冰箱冷藏。
②柠檬切片，放入冷藏后的薄荷茶中即可。

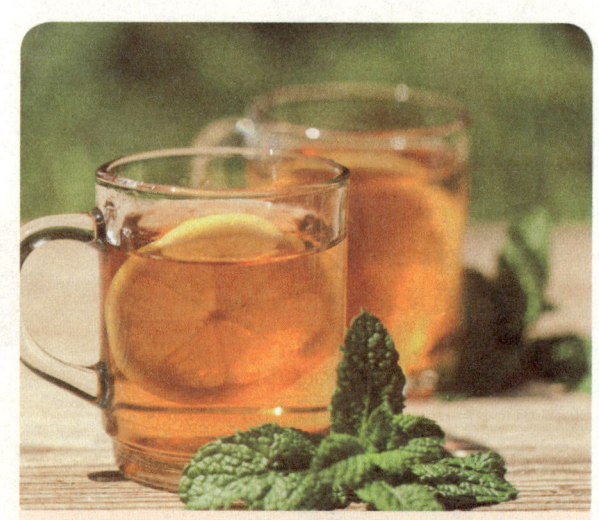

功效 本品具有疏风散热、抗菌消炎的功效，适合肺病患者饮用。

枇杷叶

- 别名：巴叶、芦桔叶
- 性味归经：性微寒，味苦；归肺、胃经
- 推荐用量：煎服，5~10克
- 推荐食用方法：炖汤或煮成药茶

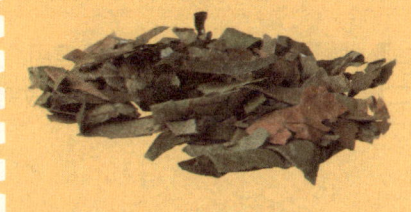

养肺功效

枇杷叶有清肺止咳、降逆止呕的功效。对于肺热咳嗽、气逆喘急，枇杷叶味苦能降，性寒能清，具有清降肺气之功。可单用制膏服用。枇杷叶中含有皂苷、苦杏仁苷、鞣质、维生素B_1、维生素C等。苦杏仁苷在体内水解产生的氢氰酸有止咳作用。实验证明，枇杷叶水煎剂或乙酸乙酯提取物有祛痰和平喘作用；其所含的挥发油有轻度祛痰作用。

食用注意

①胃寒呕吐及肺感风寒咳嗽者忌服。
②脾胃虚寒者不宜用。

枇杷叶茶

- 原料：鲜枇杷叶30克，淡竹叶15克
- 调料：白砂糖适量
- 做法：

①鲜枇杷叶刷去绒毛，与淡竹叶同洗净，切细。
②将枇杷叶、淡竹叶一起放入保温瓶中，加入适量沸水冲泡，加盖闷15分钟，饮用前加入白砂糖，搅拌均匀调味即可。

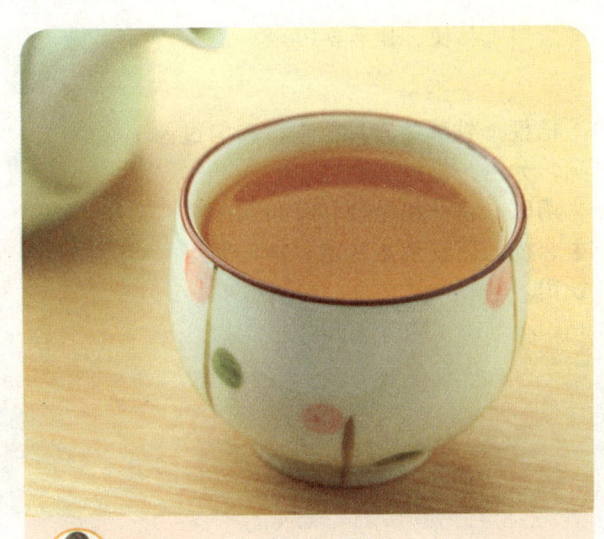

功效　本品能清肺和胃，降气化痰，适合肺病患者常饮。

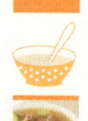

肺病中医食养方

桔梗

- 别名：铃铛花
- 性味归经：性平，味苦、辛；归肺经
- 推荐用量：煎服，3~10克
- 推荐食用方法：炖汤或煮成药茶

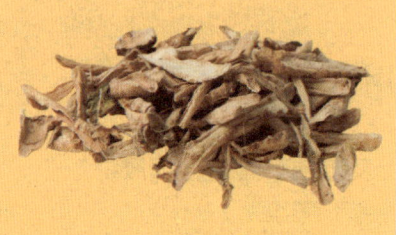

养肺功效

桔梗宣肺，祛痰，利咽，排脓，可辛散苦泄、宣开肺气，无论寒热皆可应用。桔梗含多种皂苷，主要为桔梗皂苷。桔梗皂苷对口腔、咽喉部位、胃黏膜有直接刺激，可反射性地促使支气管黏膜分泌亢进从而使痰液稀释，易于排出。桔梗有镇咳、抗炎和增强免疫力的作用。

食用注意

①呕吐、呛咳、眩晕、阴虚火旺咳血等不宜用。
②胃及十二指肠溃疡者慎用。用量过大易致恶心呕吐。

桔梗甘草茶

- **原料**：桔梗、甘草各100克
- **做法**：

①桔梗、甘草共研为粗末，和匀过筛，分包，每包10克。
②用时，将一包桔梗甘草粉放入杯中，加入适量沸水冲泡，拌匀即可饮用。

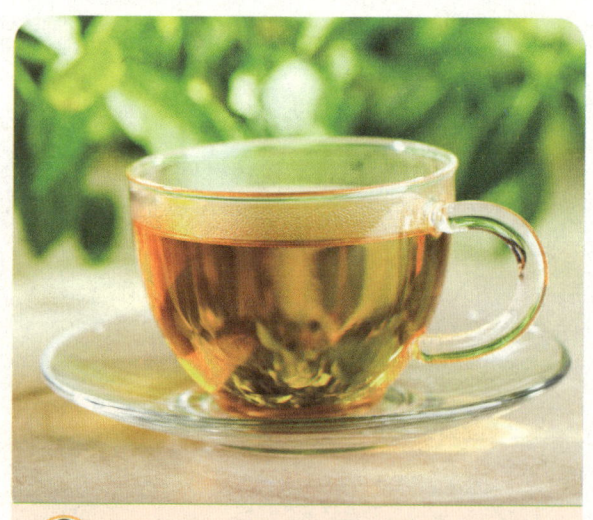

功效 本品具有补脾益气、祛痰止咳的功效，适合养肺润肺。

百部

- **别名**：百部草、百条根、闹虱药
- **性味归经**：性微温，味甘、苦；归肺经
- **推荐用量**：煎服，5~15克
- **推荐食用方法**：炖汤或煮成药茶

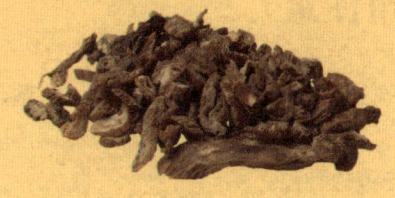

养肺功效

百部能润肺止咳，杀虫灭虱。百部甘润苦降，微温不燥，强于润肺止咳，无论外感、内伤、暴咳、久嗽，都可以服用。单用或者配伍应用都可以。百部所含的生物碱能降低呼吸中枢兴奋性，抑制咳嗽反射，从而止咳。百部对支气管痉挛有松弛作用，从而缓解呼吸系统疾病的症状。

食用注意

①脾胃有热者慎用。
②热嗽，水亏火炎者禁用。

Part9 常见养肺中医药膳方

百部白果炖水鸭

- **原料**：老鸭半只，白果10颗，百部20克，枸杞适量
- **调料**：盐、料酒各适量
- **做法**：

①老鸭洗净，剁成块；白果用开水烫去衣；百部洗净。
②将鸭块放入开水锅中焯水，捞出洗净后备用。
③砂锅置火上，将鸭块、白果、百部、枸杞放入砂锅中，加清水适量没过食材，加入料酒，煮沸后转小火煮2小时，加入盐调味即可。

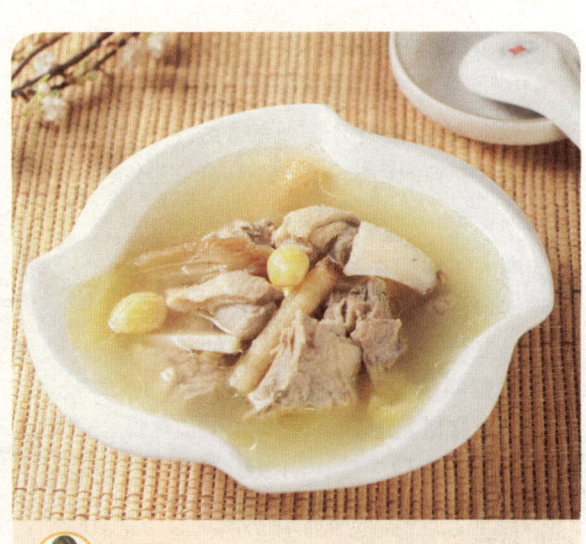

功效 本品具有滋阴养肺、敛肺止咳的功效，适合肺病患者食用。

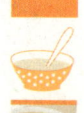

肺病中医食养方

天冬

- 别名：天门冬
- 性味归经：性寒，味甘、苦；归肺、肾、胃经
- 推荐用量：煎服，6~12克
- 推荐食用方法：炖汤食用

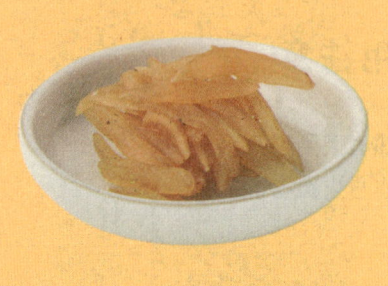

养肺功效

天冬具有养阴润燥、清肺生津的功效，适用于阴虚肺燥有热之干咳痰少、咳血、咽痛音哑等症。天冬对咳嗽咯痰不利者，兼能止咳祛痰。天冬中的有效成分天冬酰胺有一定的平喘镇咳祛痰作用，可有效缓解呼吸系统疾病的症状。

食用注意

①天冬甘寒滋腻之性较强，脾虚泄泻、痰湿内盛者忌用。
②天冬忌与鲤鱼同食。

天冬益母草老鸭汤

- 原料：鸭肉块600克，天冬15克，益母草10克，姜片45克，葱花少许
- 调料：料酒20毫升，鸡粉3克，盐3克，胡椒粉少许
- 做法：

①洗净的鸭块焯去血水，备用。
②砂锅中注入适量清水烧开，放入天冬、益母草、姜片，放入鸭块，淋入适量料酒，烧开后用小火煮1小时，至食材熟透。
③加入适量鸡粉、盐、胡椒粉，用勺拌匀，略煮片刻至入味，再撒上葱花即可。

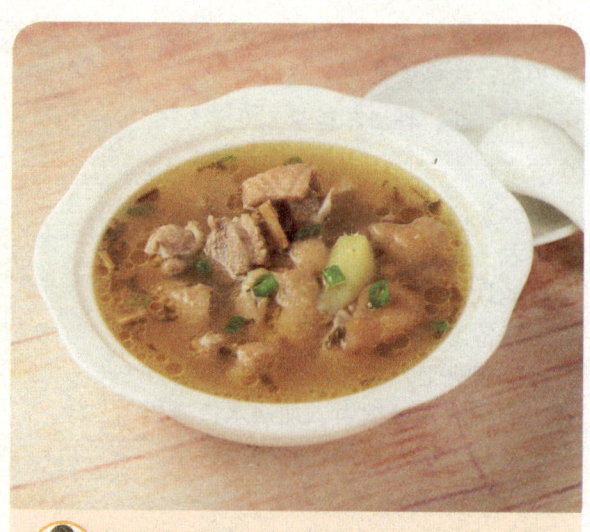

功效 本品具有养阴清热、润肺滋肾的功效，适合为肺病患者滋补之用。

麦冬

- 别名：麦门冬、沿阶草、书带草
- 性味归经：性微寒，味甘、微苦；归胃、肺、心经
- 推荐用量：煎服，6~12克
- 推荐食用方法：炖汤或煮成药茶

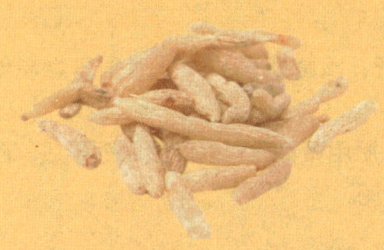

养肺功效

麦冬能养阴生津、润肺清心，善养肺阴、清肺热，适用于阴虚肺燥有热的鼻燥咽干、干咳痰少、咳血、咽痛音哑等症，常与阿胶、石膏、桑叶、枇杷叶等品同用。麦冬能增强网状内皮系统吞噬能力，升高外周白细胞，提高免疫功能，避免因免疫力低下造成呼吸系统感染。

食用注意

①脾胃虚寒泄泻、胃有痰饮湿浊及暴感风寒咳嗽者均忌服麦冬。
②麦冬恶款冬、苦瓠，畏苦参、青蘘。

Part9 常见养肺中医药膳方

麦冬冬瓜排骨汤

- **原料**：冬瓜500克，排骨段300克，麦冬20克，姜片、葱花各少许
- **调料**：盐少许，鸡粉2克，料酒10毫升
- **做法**：

①将洗净去皮的冬瓜切小块。
②排骨段焯去血水，捞出备用。
③砂锅中注入适量清水烧开，放入麦冬，撒上姜片，放入排骨段，淋入少许料酒，烧开后用小火煲煮约40分钟，至食材熟软。
④放入冬瓜块，用小火续煮至食材熟透；加入少许鸡粉、盐，略煮至汤汁入味，撒上葱花即成。

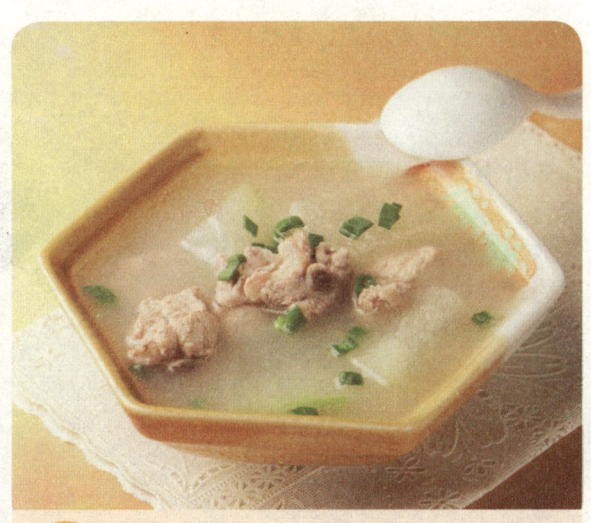

功效 本品具有滋阴生津、润肺止咳的功效，是养肺润肺之佳品。

肺病中医食养方

黄精

- 别名：龙衔、白及、兔竹、垂珠、鸡格
- 性味归经：性平，味甘；归脾、肺、肾经
- 推荐用量：煎服，9~15克
- 推荐食用方法：炖汤或煮成药茶

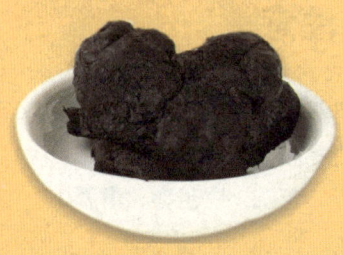

养肺功效

黄精性味甘平，能补气养阴，健脾润肺，主治阴虚肺燥、干咳少痰及肺肾阴虚的劳咳久咳。黄精不仅能补益肺肾之阴，而且能补益脾气，有补土生金、补后天以养先天之功效，对于肺肾阴虚之劳嗽久咳有很好的疗效。因黄精作用缓和，可单用熬膏久服。

食用注意

①湿热困脾、咳嗽痰多及中寒泄泻者均忌用黄精。
②少数病人服用黄精后有轻度腹胀等不适，应及时停止服药。

黄精首乌桑寄生茶

- 原料：何首乌20克，黄精15克，桑寄生10克
- 做法：

①往砂锅中注入适量清水，用大火烧开。
②放入备好的药材，煮沸后用小火煮约20分钟，至其析出有效成分。
③转中火拌匀，略煮片刻，关火后盛出煮好的药茶。
④滤取茶汁，装入茶杯中，趁热饮用即可。

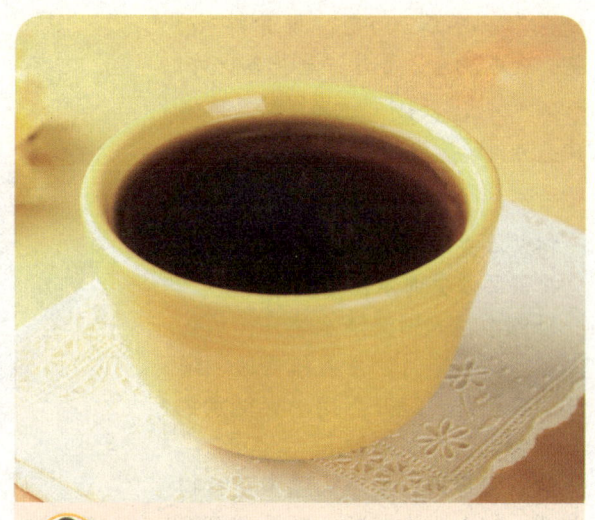

功效 本品具有补气养阴、健脾润肺的功效，尤其适合肺热久咳者。